CONSIDÉRATIONS

SUR

L'HISTOIRE DE LA PARTIE DE LA MÉDECINE

QUI CONCERNE

LA PRESCRIPTION DES REMÈDES.

CONSIDÉRATIONS

SUR

L'HISTOIRE DE LA PARTIE DE LA MÉDECINE

QUI CONCERNE

LA PRESCRIPTION DES REMÈDES,

A PROPOS D'UNE COMMUNICATION FAITE À L'ACADÉMIE DES SCIENCES, DANS SA SÉANCE DU 29 D'AOÛT 1864,

PAR M. CLAUDE BERNARD,

SUR LES PROPRIÉTÉS ORGANOLEPTIQUES

DE SIX PRINCIPES IMMÉDIATS DE L'OPIUM,

PRÉCÉDÉES

D'UN EXAMEN DES *ARCHIDOXIA* DE PARACELSE ET DU LIVRE DE *PHYTOGNOMONICA* DE J. B. PORTA,

PAR M. E. CHEVREUL,

DOCTEUR EN MÉDECINE ET EN CHIRURGIE DE LA FACULTÉ DE BERLIN.

PARIS.

IMPRIMERIE IMPÉRIALE.

M DCCC LXV.

A

LA FACULTÉ DE MÉDECINE

DE L'UNIVERSITÉ DE BERLIN

HOMMAGE DE RECONNAISSANCE.

M. E. CHEVREUL,

DOCTEUR EN MÉDECINE ET EN CHIRURGIE DE CETTE FACULTÉ.

Messieurs et honorables confrères,

Lorsque vous m'honorâtes du titre de docteur en médecine et en chirurgie de votre Faculté, dans le cinquantième anniversaire de la fondation de l'université de Berlin, je fus flatté plus que je ne sus le dire dans ma lettre de remercîment; dès lors le désir de donner un témoignage public de ma reconnaissance me préoccupa, et j'attendis impatiemment l'occasion de le faire; elle s'est présentée le 29 d'août de l'année dernière, jour où mon confrère, M. Claude Bernard, lut à l'Académie des sciences de Paris un *Mémoire de physiologie sur les alcaloïdes de l'opium*. L'esprit qui avait dirigé ce travail me parut si conforme à la manière dont j'avais, depuis longues années, envisagé les applications de la chimie à la science de la vie, qu'il me suscita deux pensées : la première, de montrer la connexion des études chimiques et physiologiques, et la seconde, de vous dédier l'écrit dont cette connexion serait l'objet, comme un double témoignage, et de profonde estime pour la Faculté de médecine de Berlin, et de gratitude pour l'honneur que vous m'avez fait en y associant mon nom. Si mes opinions n'avaient pas votre approbation, Messieurs et honorables confrères, je réclamerais alors votre indulgence à raison du sentiment de reconnaissance sous l'inspiration duquel cet écrit vous est offert.

E. CHEVREUL.

Paris, 1er de février 1865.

CONSIDÉRATIONS

SUR

L'HISTOIRE DE LA PARTIE DE LA MÉDECINE ·

QUI CONCERNE

LA PRESCRIPTION DES REMÈDES.

Introduction.

Malgré le titre de docteur en médecine et en chirurgie, dont la Faculté de médecine de l'Université royale de Berlin a bien voulu m'honorer, dans sa séance du 16 d'octobre de l'année 1860, jour de son cinquantième anniversaire, je ne voudrais pas que les lecteurs de l'écrit suivant m'attribuassent la prétention de résumer l'histoire de la médecine; et, pour prévenir tout prétexte qu'on aurait de me la prêter, je vais distinguer quatre parties dans cette branche de nos connaissances.

La première comprend les moyens d'entretenir la santé, d'après des principes d'hygiène démontrés ;

La deuxième, les moyens de traiter une maladie conformément à la *diététique*, c'est-à-dire en aidant le retour à l'état normal des organes troublés par la maladie.

La troisième indique les moyens de combattre une maladie par l'action de remèdes matériels, ou par des agents physiques tels que l'électricité, etc.

La quatrième comprend les opérations du ressort de la chirurgie, soit pour retrancher ou faire disparaître des parties anormales du corps vivant, ou des parties altérées au point de ne pas exercer les fonctions qu'elles remplissaient à l'état normal, soit pour *réparer* des organes lésés par une cause quelconque.

1

L'écrit qu'on va lire a trait à la troisième partie que je distingue dans la médecine et que je restreins aux seuls remèdes matériels.

Il porte à la fois sur la matière médicale, la pharmacopée et la thérapeutique, qui me présentent des faits que j'accepte comme *vrais*, mais que j'examine relativement :

1° A la manière dont j'ai toujours considéré l'analyse organique immédiate;

2° A ma manière d'envisager les propriétés organoleptiques;

3° A ma définition des expressions, *fait* et *méthode* a posteriori *expérimentale;*

4° A la manière dont l'esprit humain étudie, selon moi, le *concret* et l'*abstrait.*

Après cette explication, on n'accusera pas de témérité, j'espère, celui que la Faculté de médecine de Berlin s'est attaché, en disant de lui : *qui primus partium animalium chemicum statum ingenioso prosperrimo successu illustravit.*

Voici la distribution des matières de cet écrit :

§ I.

De la médecine des Grecs à mon point de vue.

§ II.

De la médecine des Arabes à mon point de vue.

§ III.

De la médecine de Paracelse à mon point de vue.

Art. 1er.

Idées générales de Paracelse relativement à la médecine.

Art. 2.

Application des idées générales précitées à la doctrine médicale de Paracelse.

§ IV.

Idées de Porta relatives à la matière médicale et à la thérapeutique.

§ V.

Idées générales de Van Helmont sur la composition des corps, comparées aux idées générales de Paracelse.

RÉSUMÉ DES PARAGRAPHES II, III, IV ET V.

§ VI.

Vues générales de la composition chimique immédiate des corps vivants.

PREMIER ARTICLE.

Relation de mes vues avec la doctrine médicale de Paracelse, fondée sur les *remèdes spécifiques*.

DEUXIÈME ARTICLE.

Application de mes vues à l'étude des propriétés organoleptiques, considérées relativement à la thérapeutique.

TROISIÈME ARTICLE.

Mon jugement sur les recherches physiologiques expérimentales dont l'opium et ses alcaloïdes ont été l'objet, pour M. Claude Bernard, et liaison de ces recherches avec l'analyse organique immédiate telle que je l'ai envisagée.

QUATRIÈME ARTICLE.

De l'étude des propriétés organoleptiques des espèces chimiques.

CINQUIÈME ARTICLE.

Espérance qu'on peut concevoir de l'étude des propriétés organoleptiques relativement au progrès de la thérapeutique.

SIXIÈME ARTICLE.

Dernières considérations à l'appui de mon opinion sur l'heureuse influence que l'intervention des sciences physico-chimiques peut avoir sur les progrès de la médecine.

§ I.

De la médecine grecque envisagée du point de vue où se place **M. Chevreul**.

A son origine l'art de guérir fut absolument empirique : telle paraît avoir été la médecine des Asclépiades. Cependant, s'il est vrai, comme on le dit, que ceux-ci comptèrent dix-sept générations, et fondèrent trois centres d'enseignement médical, à Rhodes, à Cnide et à Cos, il faut admettre qu'il y eut un progrès incontestable, depuis Esculape, le premier des Asclépiades, jusqu'à Hippocrate, qui passe pour en avoir été le dix-septième.

La médecine d'*Hippocrate* repose sur l'observation des symptômes de la maladie, afin qu'en la rapportant à une maladie déjà connue, on soit en état d'en prévoir le cours et de prescrire au malade le régime qu'il lui convient de suivre. D'après cela on peut dire, en langage moderne, qu'Hippocrate déduisait de la *séméiotique*, d'abord le *prognostic*, puis la *diététique*, dont l'objet est de laisser agir la nature. Ce n'est que si on la juge insuffisante qu'on a recours aux médicaments ; et, au temps d'Hippocrate, ceux-ci n'étaient qu'en petit nombre et d'une préparation fort simple. Hippocrate, en cherchant à connaître l'influence des lieux, des eaux et de l'atmosphère, avait parfaitement senti comment il convient d'appliquer la philosophie à l'étude de l'homme malade. Mais, en lui accordant tout ce mérite, je ne puis qualifier sa *médecine* ni de *dogmatique*, ni *d'expérimentale*, avec le sens que j'attache à l'expression de *méthode* a posteriori *expérimentale ;* je la réduis à la simple observation des phénomènes, interprétée par un esprit sévère que dirigeaient les connaissances de son temps ; et, quand Hippocrate prescrivait un remède et qu'il en observait les effets, bons ou mauvais, le *fait principal* ne sortait pas du domaine de l'observation, et dès lors, à mon sens, il n'entrait pas dans le domaine de *l'expérience*, envisagée comme je le fais au point de vue *du contrôle de l'induction*, à laquelle le médecin a été conduit par l'observation.

Le corps de l'homme présentait à Hippocrate deux classes de matières, des *matières contenant* et des *matières contenues*.

A. Les *matières contenant* étaient les vaisseaux.

B. Les *matières contenues* comprenaient quatre liquides : le *sang*, la *pituite*, la *bile jaune*, l'*atrabile*, et une matière aériforme, l'*esprit*.

Il attribuait les maladies :
à la quantité des liquides,

à leurs qualités respectives,
à l'intimité de leur mélange,
à leurs proportions respectives.
De là l'expression de *médecine humorale* [1].

Les successeurs d'Hippocrate ne donnèrent pas une égale attention à chacune des branches de la médecine; parmi ceux qui s'occupèrent d'anatomie, les uns, avec Hérophile, se livrèrent à la recherche des médicaments, tandis que les autres, avec Érasistrate, s'appliquèrent à l'étude de la structure et de l'usage des parties (organes), sans négliger de remonter à la cause des maladies.

Hérophile et *Érasistrate* marchaient dans la voie ouverte par Hippocrate, mais, un élève d'Hérophile, *Sérapion* d'Alexandrie, que l'on qualifie de *chef des empiriques*, conséquent au principe qu'il avançait, que le *raisonnement ne sert à rien en médecine, et que l'expérience seulement doit être consultée,* rompait explicitement avec Hippocrate et avec tous ceux de ses successeurs qui proclamaient leur maître l'*oracle de Cos*. On peut déjà établir deux catégories de médecins :

La première comprenant :

AVANT JÉSUS-CHRIST,

Hippocrate né en 460, mort en $\left\{ \begin{array}{l} 375 \ (?) \\ 370 \ (?) \\ 351 \ (?) \\ 344 \ (?) \end{array} \right.$

Hérophile florissait en 300.
Érasistrate florissait en 294.

La seconde commençant avec Sérapion.

Un médecin du nom d'*Asclépiade*, né à Pruse en Bithynie, partant des atomes de *Démocrite* et d'*Épicure*, admit que le corps de l'homme est formé d'atomes placés à distance, de manière à laisser entre eux des intervalles qu'il appelait *pores;* en état de santé une proportion convenable existait, selon lui, entre le diamètre des pores et les quantités des fluides qui doivent s'en échapper dans un temps donné; tandis que des défauts d'arrangement ou de position des atomes, amenant des variations dans l'étendue des pores, causaient les maladies, lesquelles étaient le résultat de pores trop étroits ou de pores trop grands.

Je ne citerais pas *Thémison* de Laodicée, l'élève d'Asclépiade, qui admit l'existence des atomes et des pores, et insista sur l'étude des causes

---

[1] J'expliquerai plus loin, pages 6 et 7, en parlant de Galien, la correspondance des *quatre qualités* de l'homme aux *quatre humeurs* distinguées par Hippocrate.

prochaines, limitées à la grandeur ou à la petitesse des pores, si, dans sa distinction des maladies en aiguës et en chroniques, il n'avait pas indiqué des traitements différents, non-seulement pour les unes et pour les autres, mais encore d'après la considération des périodes diverses d'une même maladie.

Asclépiade et Thémison rejetaient les remèdes spécifiques, les purgatifs; et prescrivaient les *relâchants* et les *astringents*, conformément à la considération purement mécanique de la grandeur des pores.

Après eux vinrent *Thessalus* et *Soranus*.

Il n'est pas d'opinions controversées, en dehors des questions religieuses qui, après un certain temps, n'aient conduit à l'*éclectisme*, c'est-à-dire à une opinion composée de ce qui paraît vrai à l'éclectique dans les opinions controversées. C'est ce qui arriva lorsque *Archigène* d'Apamée examina les diverses opinions qui partageaient les médecins de son temps.

Enfin, avant de parler de Galien, signalons la catégorie des médecins qu'on nomma *pneumatistes* ou *spiritualistes*. *Athénée* passe assez généralement pour en avoir été le chef, et ce que je dois faire remarquer, c'est que les éléments qu'il attribua aux corps n'étaient pas le *feu*, l'*air* l'*eau* et la *terre*, mais les qualités qu'on attribuait à ces éléments comme les caractérisant, à savoir, le *chaud*, le *froid*, l'*humide* et le *sec*, auxquels il ajoutait l'*esprit*, cause de la conservation de toutes les parties du corps humain, qu'il pénètre à l'état normal; mais, en reconnaissant au corps humain l'altérabilité, il trouvait donc dans les altérations qu'il subit les causes des maladies.

Galien (de 131 à 201 après J. C.) a mérité sa grande réputation, non-seulement pour avoir accepté tout ce qu'il y a de bon dans la médecine hippocratique, mais pour avoir ajouté à celle-ci un ensemble considérable de connaissances précises, et d'une telle importance, que, s'il eût critiqué le grand médecin de Cos, ou même s'il eût gardé le silence sur le mérite de celui qu'il appelait son maître, il aurait pu se déclarer le chef d'une école nouvelle. Que la critique n'hésite donc pas à proclamer ce qu'il y a de véritablement grand dans l'hommage public de Galien au mérite d'Hippocrate.

Galien partit, non immédiatement des quatre éléments, *êtres concrets*, le *feu*, l'*air*, l'*eau* et la *terre;* mais, à l'instar d'Athénée, des *qualités spécifiques* par lesquelles on caractérisait chacun d'eux; à savoir : la qualité d'être *chaud*, la qualité d'être *froid*, la qualité d'être *humide* et la qualité d'être *sec*. Il fit quatre *substantifs abstraits*, le *chaud*, le *froid*, l'*humide* et le *sec*, qu'il considéra ensuite comme des êtres concrets, et, en les unissant deux ensemble, il constitua ainsi *quatre tempéraments* correspondant, comme on va le voir, aux *quatre humeurs cardinales.*

Le chaud et l'humide, au sang;

Le froid et l'humide, à la pituite;

Le chaud et le sec, à la bile jaune;

Le froid et le sec, à la bile noire ou atrabile.

J'applique à ces distinctions la manière dont j'ai développé récemment la distribution des connaissances humaines, conformément à ma définition du mot *fait* et à ses conséquences.

La distinction des quatre éléments porte, comme je viens de le dire, sur le concret, et celle des *quatre qualités* sur l'abstrait.

Quelle raison explique la distinction des *quatre qualités?* c'est l'intention, avouée ou tacite, de rendre plus claire, plus saisissable à l'esprit de ceux à qui l'on s'adresse, une conception donnée comme une doctrine.

Expliquons cette préférence de l'abstrait au concret.

Galien, au point de vue de son système médical, bornant le rôle des quatre éléments constituant le corps de l'homme à des actions dérivées d'une seule propriété, qui, selon lui, caractérise chacun d'eux, soit qu'il s'agisse du cas de santé ou du cas de maladie, borne ainsi l'exposé de sa doctrine médicale à la prise en considération du chaud, du froid, de l'humide et de la sécheresse; il est facile dès lors d'établir une doctrine de thérapeutique, puisqu'il suffit de savoir, dans une affection donnée, ce qui est en excès ou en défaut pour rétablir l'équilibre normal, condition de la santé.

Il prend donc la partie pour le tout.

Et si, en réalité, les choses se passaient comme il le conçoit, il aurait raison; mais en supposant, toutefois, qu'il eût expliqué pourquoi il prenait la partie pour le tout, en ne considérant dans un être concret, dans un élément, qu'*une seule de ses qualités* ou *propriétés.*

Quand même il n'existerait que quatre éléments, le *feu*, l'*air*, l'*eau* et la *terre*, dans le monde matériel, les distinctions de Galien précitées seraient tout à fait insuffisantes pour constituer une doctrine médicale. D'où la conséquence, à mon sens, que *Galien a eu tort de prendre la partie pour le tout*, puisque les éléments une fois reconnus pour tels, en constituant le corps de l'homme, agissent en vertu de propriétés autres que les propriétés appelées *chaud, froid, humide, sécheresse* : en faisant donc reposer ses raisonnements sur le *chaud*, le *froid*, l'*humide* et le *sec*, il a, selon moi, *réalisé des abstractions en êtres concrets au point de vue de l'erreur*[1].

---

[1] Voir le tableau inséré dans le *Journal des Savants* d'avril 1864, p. 239.

Je ne dirai rien des médecins grecs successeurs de Galien, d'Oribase (362), d'Aétius (392), d'Alexandre de Tralles (554) et de Paul d'Égine (620).

§ II.

De la médecine des Arabes envisagée du point de vue où se place M. Chevreul.

Je m'arrêterai un moment pour rappeler les services rendus aux sciences et aux lettres par les Arabes, après qu'ils se furent montrés conquérants fanatiques, ennemis de toute civilisation sous les premiers califes, successeurs de Mahomet, mort en 632. C'est surtout à partir de l'an 732, date du règne du premier calife de la dynastie des Abassides, Aboul-abbas-saffah, que les Arabes se sentirent du goût pour les sciences et les lettres. Si de grandes découvertes, si des productions intellectuelles qui ouvrent de nouvelles voies à l'esprit humain, ne les distinguent pas, ils ont bien mérité de la civilisation en recherchant les manuscrits grecs, menacés de disparaître par tant de causes de destruction, en s'efforçant de se les approprier par des traductions, faites surtout par des chrétiens de Syrie et de Chaldée, en se livrant à l'étude de la philosophie grecque et particulièrement à celle des écrits d'Aristote, d'Hippocrate et de Galien, enfin en cultivant eux-mêmes l'astronomie, les sciences naturelles et les sciences médicales.

D'un autre côté, dans les combats qu'ils livrèrent aux Grecs de Byzance, en éprouvant la puissance de leurs *feux de guerre*, ils sentirent la nécessité d'en connaître la préparation, afin de rétablir l'égalité des moyens de l'attaque et de la défense, et c'est ainsi qu'ils furent conduits à étudier le *feu grégeois* et plus tard la *poudre à canon* et l'*artillerie*.

Si, en outre, on tient compte de leur goût pour l'alchimie, qu'ils puisèrent chez les Grecs Byzantins, on s'expliquera sans peine leurs travaux chimiques entrepris dans l'espérance de confectionner la pierre philosophale et de préparer des remèdes dont le dernier devait être la *panacée universelle*.

Il n'est pas douteux que, livrés avec ardeur à des travaux de ce genre, ils n'aient ajouté de nouveaux faits à ceux qu'on connaissait déjà; mais, en définitive, leur philosophie générale se trouvait renfermée dans le péripatétisme, et leur médecine subordonnée à Hippocrate et surtout à Galien.

Telles furent en effet les doctrines médicales que les Arabes transmirent à de nombreux étudiants : d'abord dans l'école de Bagdad, puis dans celles qu'ils fondèrent au Caire, à Alexandrie, à Kairvan, et même,

en Europe, à Cordoue, Séville, Grenade, Tolède, Valence, etc. et,
pendant quatre siècles environ, la médecine arabe fut en honneur et ne
compta pas de rivale.

Mais une influence exercée par l'enseignement de la médecine arabe
proprement dite ne fut bien appréciée à sa juste valeur que longtemps
après la cessation de cet enseignement; je veux parler de l'intime alliance de la chimie avec la médecine, qui finit par imprimer à celle-ci
un caractère qu'on chercherait en vain dans la médecine grecque; alliance dont l'avantage ne fut bien senti dans les universités qui succé-
dèrent aux écoles arabes, que longtemps après que celles-ci eurent
cessé d'exister.

On attribue généralement au médecin arabe *Rhasès* l'idée d'avoir
appliqué la chimie à la médecine, et il est incontestable que son exemple
compta un grand nombre d'imitateurs chez ses compatriotes. Rhasès
mourut en 922. Je rappellerai deux de ses successeurs les plus célèbres,
Avicenne et *Averrhoès* : le premier mourut en 1036, et le second en 1198.
Averrhoès était né à Cordoue en Espagne.

§ III.

De la médecine de Paracelse envisagée du point de vue où se place M. Chevreul.

———

ARTICLE 1ᵉʳ.

Idées générales de Paracelse relativement à la médecine.

Dans la première moitié du XVIᵉ siècle parut un homme en posses-
sion de toutes les aptitudes à exercer une influence extrême sur l'esprit
des peuples en les frappant par la parole la plus énergique et en usant
par calcul et sans scrupule de tous les moyens qui devaient lui faire
une réputation de réformateur de la médecine d'Hippocrate, de Galien,
et de tous ceux de ses contemporains qui étaient pleins de respect pour
ces deux grands noms de la Grèce.

Cet homme était *Paracelse*, né, en 1493, à Einsiedlen près de Zurich,
en Suisse. Il est incontestablement le chef des médecins qu'on nom-
mait *spagyriques* ou *spagyristes* dans le XVIᵉ et le XVIIᵉ siècle, qualification qui ne signifie pas autre chose que *chimistes.*

Paracelse est-il un génie du premier ordre comme tant de ses partisans l'ont dit? Sa pratique médicale a-t-elle été constamment heureuse?
Possédait-il toutes les connaissances de son temps, et les études pre-

mières de sa jeunesse l'avaient-elles suffisamment préparé à les acquérir? Ce sont des questions que je m'abstiens de traiter; cependant je n'ai aucun motif de revenir des opinions que j'ai énoncées sur Paracelse dans ce journal [1]. Mais aujourd'hui de nouvelles études, de ses *Archidoxes* surtout, me permettent d'apprécier avec plus de précision et sa doctrine médicale et les données sur lesquelles il la fait reposer, en les rattachant à des connaissances chimiques qui n'ont été bien exactement formulées que dans la première moitié de ce siècle.

Le principe fondamental *de la doctrine médicale de Paracelse est la prescription de remèdes spécifiques propres à combattre chaque maladie en particulier.* Si je n'ai aucun doute sur l'efficacité de la *diététique*, et sur celle d'une médecine préventive dirigée par des principes d'hygiène bien démontrés, je n'en considère pas moins *le principe des remèdes spécifiques* comme parfaitement vrai, et comme ouvrant une voie nouvelle à l'art de guérir, quand il s'agit, du moins, de combattre des affections causées à un être vivant par une *matière* venue du dehors dans son intérieur; que cette matière s'appelle un *miasme*, un *poison*, un *venin*, un *virus*, ou qu'elle-même soit *organisée*.

Je fais cette déclaration afin qu'on sache bien que mon intention n'est pas d'exalter outre mesure le mérite de Paracelse dans ce que je vais dire d'un principe vrai, à mon sens, qu'il a cherché à répandre au moyen de nombreux écrits.

La médecine de Paracelse est le produit d'observations faites avant lui, et non un résultat de ses propres découvertes; mais ces observations étaient éparses, isolées, et à lui revient le mérite de les avoir subordonnées au *principe des remèdes spécifiques;* c'est ainsi qu'il a formé un corps de doctrine médicale, si cette expression m'est permise en pareille matière, lorsque je suis le premier à reconnaître tout ce qu'il y a d'obscur, d'incomplet, de contradictoire, d'erroné même, dans l'ensemble des écrits de Paracelse.

En parlant plus haut de Thémison de Laodicée, j'ai dit que je me serais abstenu de le citer, s'il n'avait pas distingué les *maladies* en AIGUËS et en CHRONIQUES, et cette citation m'est nécessaire pour expliquer à un certain point la différence de la médecine hippocratique d'avec celle de Paracelse. Lorsque Hippocrate traite de la diététique, c'est surtout la *maladie chronique* qu'il a en vue; tandis que, si l'on recherche les affections que Paracelse s'applique surtout à traiter, on trouve évidemment qu'elles appartiennent aux *maladies aiguës;* et, en réfléchissant, on sent

---

[1] *Journal des Savants*, 1850, p. 74, 136.

qu'avec la soif de renommée qui le dévorait il devait être bien plus empressé à traiter celles-ci que les autres. Effectivement la guérison d'une maladie aiguë ne frappe-t-elle pas la foule plus que ne le fait la guérison d'une maladie chronique prolongée, et, parce que la première maladie semble toujours désespérée, l'insuccès ne compromet point autant la réputation du médecin, que l'insuccès dans le cas où un malade succombe à un traitement auquel on reconnaît que le temps de la réflexion n'a point manqué à celui qui l'a prescrit.

C'est donc la pratique de la *médecine héroïque* que Paracelse a préférée à toute autre; et cette préférence explique son ardeur à rechercher les remèdes les plus énergiques, son application à lire les livres des Isaac les Hollandais et de Basile Valentin, où se trouvent exposées un grand nombre de préparations métalliques des plus actives pour combattre les maladies; enfin il ne faut pas oublier qu'au temps de Paracelse la maladie syphilitique était nouvelle en Allemagne, et que déjà l'efficacité des préparations de mercure était connue en Italie de quelques personnes. Mais ce serait une erreur de croire que les remèdes dont Paracelse usait provenaient exclusivement du règne minéral; car souvent il administrait l'opium, et c'est la raison pourquoi j'ai toujours préféré, contrairement à beaucoup d'auteurs, qualifier de *chimique* plutôt que de *métallique* la médecine de Paracelse.

Paracelse puisa dans les livres que je viens de citer sa théorie des trois principes de toutes choses : le *soufre*, le *mercure* et le *sel; le sel* remplace l'*arsenic*, admis comme un des trois principes des métaux par Geber et par la plupart des successeurs immédiats de l'alchimiste arabe. Il me semble très-probable qu'il arriva un moment où l'étude des corps conduisit à voir que ni les quatre éléments, ni les trois principes immédiats des métaux, ne représentaient un corps sapide soluble dans l'eau; et que cette considération conduisit à imaginer le *sel* pour représenter les corps sapides et solubles dans l'eau. Quoi qu'il en soit, Paracelse, en l'adoptant, lui accorda une influence à la fois si étendue et si considérable, qu'un grand nombre d'auteurs disent que Paracelse en a parlé le premier, ce qui est faux.

Tout ce qui précède a trait à la pratique médicale de Paracelse; il me reste à montrer les sources de sa doctrine et comment il établit *le principe des remèdes spécifiques*. C'est, à ma connaissance, ce que personne n'a fait encore.

Le nombre des écrits de Paracelse, ses longs voyages, une pratique médicale incessante, des leçons multipliées, une vie qui ne dépassa pas quarante-huit années, expliquent sans doute, sans grande réflexion, que le temps lui manqua pour exécuter des travaux de longue haleine dans le laboratoire. Dès lors, en prenant la chimie pour base de sa doctrine médicale, il fut obligé de recourir aux autres pour construire son édifice; et c'est en effet dans les livres d'Arnauld de Villeneuve, de Raymond Lulle, et surtout de Rupescissa, qu'il puisa l'idée première de la *quintessence*, base de sa doctrine; et cette idée, interprétée comme je vais le faire, expliquera, j'espère, clairement la théorie médicale de Paracelse.

Rien de plus facile à comprendre que l'idée de *quintessence*, si l'on réfléchit à la réduction du vin en *produit spiritueux* et en un *résidu aqueux*, lorsqu'on l'a soumis à l'action de la chaleur dans un appareil distillatoire.

En effet, le vin possède deux propriétés organoleptiques remarquables : tonique et fortifiant, pris en quantité convenable, il cause l'ivresse s'il est pris en excès. Que l'on examine maintenant le *produit spiritueux* et le *résidu aqueux*, en lesquels la distillation l'a réduit, et l'on trouvera *au premier* les deux propriétés organoleptiques caractéristiques du vin; et on les trouvera à un degré d'autant plus prononcé, que le produit volatil sera moins aqueux, ou, ce qui revient au même, plus riche en *alcool;* de sorte que ce produit sera bien plus fort, à volume égal, que le vin d'où il provient. D'une autre part, comme le *résidu aqueux* n'a aucune des deux propriétés organoleptiques que je signale, la distillation est évidemment un moyen chimique de concentrer les *propriétés caractérisques* du vin sous un très-petit volume. Or c'est cette concentration qui a fait dire que *l'eau-de-vie* est la *quintessence du vin.*

Une fois cette conclusion admise, l'idée de retirer la *quintessence* de toute chose à laquelle on attribuait quelque propriété remarquable a pris le caractère de la *généralité;* et c'est en la considérant de ce point de vue que Paracelse fut conduit à en faire la base de sa doctrine.

Avant d'aller plus loin, je ne puis trop insister sur cette disposition de l'esprit humain, à l'égard de tout objet concret qu'il examine, de ne prêter son attention qu'à une seule ou quelques-unes seulement des propriétés de cet objet à l'exclusion des autres. En procédant ainsi, il donne presque toujours une *existence concrète* à une propriété ou à quelques propriétés seulement; et, fatalement, il arrive à l'erreur, en prenant une partie pour un tout. Une *abstraction*, qui est bien un fait réel quand elle a été exactement définie comme attribut de l'objet concret à laquelle elle appartient essentiellement, sort de la classe des vérités lorsqu'on vient à lui attribuer une existence indépendante de cet objet et constituant un être concret tout à fait différent de ce même objet. C'est, en un mot, réaliser, au point de vue de l'erreur, des abstractions en leur donnant un corps[1].

Une remarque indispensable encore avant d'exposer la doctrine de Paracelse est de montrer que la *quintessence* n'est point *une* dans sa manière de voir; qu'elle n'est ni *un élément*[2], à l'instar du feu, de l'air, de l'eau et de la terre; ni un *mixte unique*, en d'autres termes, comme nous le dirions aujourd'hui, une *espèce unique de composé défini*.

Il est peu de *mots* dont on ait tant abusé en philosophie et dont on abuse tant encore aujourd'hui que du mot *unité*. En répétant l'expression célèbre *la variété dans l'unité*, on se sert d'une phrase dont le sens était parfaitement exact dans l'esprit du célèbre auteur qui la donnait comme conclusion d'un raisonnement aussi clair que précis. Mais prétendez-vous en faire un *principe*, une *règle*, un *axiome*, pour en déduire comme conséquence la preuve d'une opinion que vous jugez *nouvelle?* C'est alors que vous tombez dans l'erreur. Par exemple, en histoire naturelle, les partisans de l'*unité de composition organique* en ont fait usage comme *expression* PRÉCISE de leur opinion. Est-ce la vérité? Je ne le pense pas; car, évidemment, ceux qui professent l'opinion contraire, en faisant usage de l'expression *règne* ANIMAL, comprennent que le mot *animal* présente une idée très-générale d'attributs, de qualités communes à tout *être animal*. Or, comme il existe un très-grand nombre de *formes diverses* d'animaux, l'expression de la *variété dans l'unité* n'est pas moins exacte dans leur bouche que dans celle des partisans de l'opinion contraire. La différence vraie des deux opinions est de savoir si la *variété* porte sur des *formes indéfiniment variables* ou sur des *formes variées dans des espèces définies.* ·

Les partisans de Paracelse, qui n'attachent d'importance dans les travaux scientifiques qu'aux expressions dont le sens est une généralité conduisant à une *unité*, n'ont pas manqué de signaler l'élévation des vues du médecin suisse dans sa conception de la *quintessence*. J'ai fait voir que cette expression, envisagée au point de vue de l'*unité* et à celui de la *pluralité*, se trouve dans des écrits antérieurs à Paracelse; qu'en conséquence il l'a empruntée; et j'ajoute que, dans sa doctrine, *toute quintessence est spécifique;* conséquemment, suivant elle, *quintessence,* pris dans le sens général, est un *substantif abstrait* et non *concret.*

---

[1] Voir le tableau dans le *Journal des Savants* d'avril 1864, p. 239. — [2] Je dis *élément à l'instar de l'air,* parce que Paracelse a confondu le mot *élément,* corps simple, avec le mot *principe,* qui peut avoir ce sens, mais qui s'applique encore à un corps composé que l'on qualifie de *prochain* ou d'*immédiat.*

Cette remarque a d'autant plus d'importance, qu'elle s'applique aux mots *archées*, *ferments altérables*, dont la part est si grande dans le système de Van Helmont, un des médecins célèbres qui se sont le plus appliqués à l'étude des écrits de Paracelse.

Paracelse admet :

A. L'existence des quatre éléments : le *feu*, l'*air*, l'*eau* et la *terre*;

B. L'existence des trois principes immédiats des chimistes hollandais et de Basile Valentin : le *soufre*, le *mercure* et le *sel*;

C. L'existence de deux autres principes immédiats : le *flegme* et le *caput mortuum*.

Ceux-ci sont passifs et les trois autres actifs.

Mais une opinion qu'il importe d'expliquer, c'est que les trois principes actifs ne sont pas, pour Paracelse, des *espèces chimiques*, mais bien *trois genres*, renfermant autant d'*espèces de soufre*, autant d'*espèces de mercure*, autant d'*espèces de sel*, que l'on compte d'espèces différentes de corps composés de soufre, de mercure et de sel. Paracelse est donc encore ici bien éloigné des idées d'*unité* que beaucoup de gens lui ont prêtées.

La conséquence est donc que le soufre du plomb diffère du soufre du fer, du soufre de l'étain; qu'il en est de même du mercure et du sel des mêmes métaux.

Ne cherchons point à faire concorder ces opinions avec les idées alchimiques. Contentons-nous de voir comment Paracelse en a développé les conséquences.

En définitive, pour Paracelse, les quatre éléments, le *feu*, l'*air*, l'*eau* et la *terre*, et les cinq genres de principes immédiats qu'ils constituaient, les *soufres*, les *mercures*, les *sels*, les *flegmes* et les *caput mortuum*, formaient tous les corps *tangibles*, c'est-à-dire les corps que nos organes nous rendent sensibles.

Mais la doctrine de Paracelse ne s'arrête point à cette conclusion sur la *composition des corps tangibles*; elle n'est compréhensible qu'à la condition de se rappeler ce que j'ai dit de la doctrine de Galien (p. 6 et 7) relativement aux *quatre qualités*.

Il est remarquable que Paracelse, cet adversaire passionné de Galien, comme lui abstrait des propriétés du concret pour en constituer des êtres imaginaires, auxquels il va attribuer des *qualités* sur lesquelles reposeront les fondements, les principes de sa doctrine médicale.

Mais il est juste d'ajouter que les alchimistes avaient adopté cette manière de voir pour la composition des métaux, soit de leur composition élémentaire, le feu, l'air, l'eau et la terre, soit de leur composition immédiate, le soufre, le mercure[1].

C'est ainsi que du *monde visible* nous allons passer au MONDE INVISIBLE.

Paracelse admet les *quatre qualités*, le *chaud*, le *froid*, l'*humide* et le *sec*.

Elles sont *invisibles* et représentées par la *matière la plus subtile* des quatre éléments et par la *matière pure de chacun d'eux;* et, si le feu, l'air, l'eau et la terre sont visibles et *tangibles*, c'est que chacun de ces éléments renferme des portions de chacun des trois autres.

Cette distinction des quatre *qualités* est la justification de la remarque que j'ai faite il y a longtemps, à savoir que les quatre éléments des anciens représentaient les quatre états d'agrégation de la matière admis par les modernes : l'*état de fluide impondérable*, les *états pondérables, fluide-élastique, liquide et solide;* et cette idée est conforme à l'opinion de Paracelse, que le *feu* est la matière la plus subtile et la plus mobile; que l'*air* est un peu moins subtil, un peu moins mobile et un peu moins actif que lui; que l'*eau* est moins subtile que l'air, et que la *terre*, moins subtile que l'eau, est grossière.

Si l'on considère les trois principes immédiats actifs, dépouillés de leur *flegme* et de leur *caput mortuum* respectifs, c'est-à-dire si on les considère à l'état de pureté (comme principes génériques), on définira :

Le *soufre*, un mixte où la *chaleur* prédomine;

Le *mercure*, un mixte où l'*humidité fluante* prédomine;

Le *sel*, un mixte où la *sécheresse* prédomine.

Voyons comment Paracelse comprend la *quintessence*, ou plutôt les *quintessences*, puisqu'il existe, selon lui, *autant de quintessences que de mixtes distincts de tous autres.*

Une quintessence est le résultat des quatre qualités élémentaires, mélangées d'une certaine manière et en de certaines proportions.

Ce sont les trois principes prochains actifs, un *certain soufre*, un *certain mercure*, un *certain sel*, qui constituent la *quintessence*, ou encore l'*élément prédestiné* d'un mixte.

Toute quintessence, tout élément prédestiné, est uni aux deux principes inactifs, le *flegme* et la *tête morte.*

Voilà, suivant Paracelse, la composition d'un *mixte tangible.*

Le flegme et la tête morte constituent le corps ou l'habitation de l'élément prédestiné; ils n'ont aucune des vertus d'un mixte.

---

[1] *Philosophie naturelle des métaux*, par Bernard le Trévisan. (*Bibliothèque des philosophes* [*chimiques*], 1re édition, t. I, p. 132 et 133 surtout.)

C'est par l'alchimie qu'on sépare la quintessence, l'élément prédestiné du *corps*, ou, comme on le dit encore, le *pur* de l'*impur*.

Si Paracelse a dit que *le* FLEGME *et le* CAPUT MORTUUM *sont comme la maison dans laquelle habite la quintessence*, ou *comme une boîte qui la renfermerait*, son idée développée la lui a fait comparer à la couleur d'une teinture qui a pénétré toutes les parties du drap qu'elle colore. Cette comparaison établit, entre la *quintessence*, d'une part, et, d'une autre part, le *flegme* et le *caput mortuum*, une relation plus intime, plus chimique, que la première comparaison, qui n'établit qu'une relation absolument mécanique.

Une fois l'idée d'une *quintessence* admise dans toute matière complexe et tangible où elle se trouve contenue elle-même dans une matière inerte, à savoir le *corps proprement dit* absolument passif, on se représente la *quintessence* comme la seule partie active de la matière tangible, et on arrive par la pensée à se la représenter comme une *âme*, en se livrant à une double considération portant d'abord sur la *simplification* de la matière et ensuite sur sa *raréfaction* ou *subtilisation*.

La *simplification* procède en prenant la partie pour le tout, en réalisant quelque propriété au point de vue de l'erreur, en en faisant un substantif abstrait que l'on considère ensuite à l'égal d'un être concret.

La *subtilisation*, tout à fait d'accord avec la *simplification*, s'opère au moyen de la chaleur et conformément au raisonnement que j'ai exposé en parlant de la distillation qui réduit le vin en *eau-de-vie* et en *résidu aqueux* représenté par le *flegme* et le *caput mortuum*.

L'*idée de quintessence* se généralise encore sans difficulté, en considérant des plantes aromatiques dont on sépare par l'atténuation des parties, par la distillation, l'arome auquel on donne le nom d'*huile volatile*, puisque le produit renferme, condensée sous un faible volume, toute la partie aromatique qui se trouvait excessivement disséminée dans des parties tout à fait inodores de la plante; de plus, la qualification d'*essentielle* donnée à cette *huile volatile* est la preuve incontestable de ce que j'avance.

Mais, si l'idée de quintessence se comprend aisément lorsqu'on l'applique à la distillation du vin et même à celle des plantes aromatiques, il en est autrement quand on l'étend aux substances fixes en général, et, en particulier, à la plupart des substances animales et surtout aux minéraux. La moindre réflexion en donne le motif. Lorsqu'une *propriété*, une *qualité*, ce que la langue de l'ancienne thérapeutique appelait *une vertu*, était reconnue pour résider dans une *espèce chimique* non volatile ou, en d'autres termes, *fixe au feu*, la pensée d'extraire par la distillation la quintessence résidant dans cette espèce chimique venait échouer devant *le fait*, peu importe que la quintessence fût altérable ou non par le feu.

Voilà la critique fondée que l'on eût été en droit d'adresser à Paracelse, si, dans le premier livre des *Archidoxa*, il ne se fût pas placé lui-même explicitement en dehors de toute discussion scientifique, d'abord en déclarant indignes la plupart des médecins de son temps, parce qu'ils étaient épris de la passion de l'argent plus que du désir de guérir leurs malades; puis en déclarant qu'il recourt avec intention à un langage obscur, incompréhensible au vulgaire, mais intelligible pour ceux qui sont pénétrés de ses doctrines. En cela Paracelse, qui se prétendait *adepte*, suivait l'exemple de tous les alchimistes auxquels on demandait une indication précise des opérations propres à la confection de la *pierre philosophale*, et qui répondaient : « Certainement, nous savons les exé-« cuter avec succès; mais, si nous les décrivions fidèlement et claire-« ment, qu'arriverait-il? C'est que les méchants, les impies, seraient pos-« sesseurs de moyens d'accomplir les projets les plus criminels contre « les hommes et contre Dieu. » De là donc l'*obscurité* calculée de leurs écrits, qui s'adressent non au vulgaire, mais à des *initiés*, à des hommes déjà livrés à l'alchimie sous la direction de maîtres capables d'éclaircir les ténèbres, à des élèves dont l'honnêteté, la candeur, les penchants au bien des hommes, au respect de Dieu, leur sont connus, à la suite d'épreuves dont *eux*, adeptes d'Hermès, sont juges.

Dans la position où Paracelse s'était placé, on devait se contenter de ce qu'il avait avancé sur l'impossibilité d'obtenir la *quintessence d'un homme*, parce que, selon lui, si Dieu eût voulu le contraire, l'homme aurait été immortel; sur la possibilité d'obtenir, à l'usage de la médecine, les essences de la chair des animaux, du sang et même de l'urine; et, dans cette position encore, on ne pouvait lui demander la preuve que la *quintessence de l'émeraude* était un jus vert, ainsi qu'il le prétendait.

Lorsqu'on a lu le deuxième et le troisième livre des *Archidoxa*, dont l'objet est de définir la *quintessence*, et d'exposer les moyens de séparer les éléments des mixtes, lorsqu'on a vu, dans le quatrième livre sur les *quintessences* des métaux et des pierres, l'insistance de l'auteur pour montrer leur perfection déduite de leur inaltérabilité, et justifier dès lors leur emploi en médecine, à la condition expresse que leurs quintessences respectives auront été absolument séparées des *corrosifs* indispensables à leur préparation; on ne serait pas fondé à reprocher à Paracelse d'être en contradiction avec lui-même dans le dixième livre des *Archidoxa*, où il donne des procédés dans lesquels on obtenait la *quintessence des métaux* non point en les volatilisant, conformément à la manière dont il avait défini les *quintessences*, mais en chassant par le feu les principes impurs des *quintessences*, de sorte que celles-ci restaient pures au fond des creusets. Cependant la contradiction n'en était pas moins réelle entre les préparations des *quintessences métalliques* et celles qu'il avait données des *quintessences volatiles*.

ARTICLE 2.

Application des idées générales de Paracelse à sa doctrine médicale.

Je vais parler maintenant de la médecine de Paracelse fondée sur l'idée qu'il se faisait de la quintessence des choses.

Toute chose a sa *quintessence*, et cette *quintessence* possède les vertus de cette chose.

Si ces *vertus* sont utiles à la santé de l'homme, il existe tout avantage à obtenir la *quintessence* de cette chose en en séparant le *flegme* et le *caput mortuum*, principes dénués de toute vertu, et dont la corruptibilité en rend fort dangereuse l'introduction dans l'économie animale.

Par la raison qu'il existe des *remèdes spécifiques*, il y a des *quintessences spécifiques*, conséquence incontestable du raisonnement de Paracelse.

Selon lui, il existe un nombre considérable d'*essences spécifiques*.

« Les unes guérissent les maux du foie ;

« D'autres, ceux de la rate ;

« D'autres, ceux de la tête.

« D'autres n'agissent que sur le sang ;

« D'autres, que sur la bile jaune ;

« D'autres, que sur les humeurs en les évacuant.

« D'autres agissent sur les esprits vitaux ;

« D'autres, sur la chair ;

« D'autres, sur les os ou sur la moelle ;

« D'autres, sur les cartilages ;

« D'autres, sur les artères.

« D'autres guérissent la fièvre, mais non l'épilepsie, l'apoplexie.

« Celles qui sont soporifiques ne sont point attractives, et celles-ci ne « sont pas consolidatives ou soporifiques comme celles qui ont ces pro-« priétés.

« Il y en a d'autres qui renouvellent, restaurent, c'est-à-dire qui trans-« muent le sang et la chair ; quelques-unes conservent seulement et font « jouir d'une vie longue, et, si l'on est jeune, conservent en jeunesse ; « quelques autres agissent corporellement, et quelques-unes par une

« manière *d'influence astrale;* et, en un mot, leurs vertus sont si diffé-
« rentes, qu'il est comme impossible de les écrire toutes, y ayant des
« essences de telles vertus qui feront paraître un homme de cent ans
« comme s'il n'en avait que vingt. »

D'où proviennent le plus grand nombre des maladies? De la corruption du sang ou des matières contenues dans les viscères, répond
Paracelse. D'où vient cette corruption? De l'altération des ferments
intérieurs, et de cette altération peut résulter un véritable empoisonnement, répond encore Paracelse.

Le sang étant essentiel à la vie, Paracelse condamne la saignée comme
dangereuse, puisqu'elle élimine du corps le liquide qui est indispensable
à la santé.

En outre, Paracelse s'élève contre les purgatifs, parce qu'ils ont le
grave inconvénient d'expulser du corps des matières qui ne sont pas
moins nécessaires à la vie que ne l'est le sang.

Quels sont les remèdes véritablement efficaces? Paracelse répond :
La *quintessence relative* à la maladie qu'on veut combattre, parce que
cette quintessence change en bien ce qui est vicieux dans les intestins et
surtout dans le sang; et il est aisé de comprendre la raison pourquoi
Paracelse prescrit l'emploi de la *quintessence* de préférence au *mixte* où
cette quintessence se trouve associée au *flegme* et au *caput mortuum;* car
la *quintessence*, plus subtile que le *mixte*, pénètre dans toutes les parties
du corps du malade, et, par sa nature incorruptible, elle agit d'autant
plus sur les ferments altérés, causes du mal, qu'elle peut avoir assez
d'énergie pour les changer en sa propre nature, c'est-à-dire en corps fa-
vorables au bien-être du corps. Théorie essentiellement alchimique,
puisque l'idée de la transmutation apparaît dans tout son jour, mais
ce n'est pas celle du vil métal en métal précieux, c'est la transmutation
d'une matière nuisible à la vie en une matière qui la favorise !

L'action thérapeutique de la *quintessence* est donc bien supérieure à
celle du *mixte*, dont le *flegme* et le *caput mortuum* diminuent l'activité
de la première; en outre, la nature corruptible du *flegme* et du *caput
mortuum* a le grave inconvénient d'aider plutôt que de prévenir l'altération du sang et des matières contenues dans les viscères, et *cette altération peut aller jusqu'à produire des poisons!*

Je pourrais borner l'exposé de la doctrine de Paracelse à ce qui précède, cependant on prendra une idée encore plus juste et plus exacte
de cette doctrine et du mode dont son auteur la mettait en pratique, en
disant quelques mots des *arcanes*, des *magistères*, des *spécifiques* et des
élixirs de Paracelse. Ces préparations ne diffèrent point des quintes-

sences; cependant des noms particuliers les en distinguent, et la manière dont l'auteur les définit montre comment, une fois lancé dans la voie de l'abstraction, en s'éloignant de plus en plus du concret on s'éloigne de plus en plus du vrai : en effet, Paracelse, après avoir imaginé que chaque chose a sa quintessence, admettait qu'en faisant passer à l'état d'*arcane* une *quintessence* ou plusieurs, on en gradue la force, on l'exalte au plus haut degré de perfection, comme il convient pour atteindre le but que se propose celui qui la prescrit; c'est donc un motif de dire quelques mots de ces préparations distinctes des quintessences par le nom.

Arcanes, magistères, mystères de l'art. Livre V et VI des Archidoxes.

S'il semblait, d'après la manière dont Paracelse a envisagé les *quintessences*, qu'on ne pourrait rien concevoir qui leur fût supérieur comme remèdes, ce serait une erreur.

Ainsi que je viens de le dire, du moment où l'idée qu'on se fait de la matière se concentre sur une seule de ses propriétés, que la pensée l'abstrait de la matière concrète à laquelle on l'attribue pour considérer cette propriété comme un être à part, l'esprit peut l'exalter de plus en plus de manière que sa vertu dépasse celle de la quintessence elle-même, et c'est là effectivement ce qu'exprime la définition des *arcanes*, des *magistères*, des *mystères de l'art*, « lesquels, quoique quelquefois ils ne paraissent pas en forme de quintessence, cependant leur vertu non-seulement n'est pas moindre, mais elle est supérieure. » Paracelse, en ne citant que quatre arcanes dans ses *Archidoxa* : la *première matière*, le *mercure de vie*, la *pierre philosophale* et la *teinture*, dit : «Quoique ces arcanes soient plutôt choses angéliques et divines qu'humaines... »

Voici les qualités que Paracelse leur attribue :

La *première matière* opère non-seulement sur les corps vivants, mais aussi sur les morts, et, pour ainsi dire, au-dessus de la nature.

Le *mercure de vie* n'est pas proprement une quintessence, mais un arcane, d'autant qu'il contient un grand nombre de vertus qui préservent, restaurent et régénèrent.

La *pierre philosophale* teint le corps, le soulage de toutes sortes d'infirmités, et agit aussi sur les métaux, les élevant à la perfection et pureté de l'or.

La *teinture* fait la même chose et même plus efficacement, car, comme elle teint l'argent en or et le transmue en métal parfait, de même cette teinture transmue la matière qui fait la maladie en santé, la cuisant, la digérant au plus haut degré de perfection.

Spécifiques. Livre VII des *Archidoxes*.

Les spécifiques de Paracelse ne différaient point essentiellement des préparations que l'on faisait avant lui. Ainsi ses partisans ont parlé des miracles qu'il avait opérés au moyen du *spécifique* qu'il appelait *anodin*, et qu'il composait avec de l'opium de Thèbes, des sucs d'orange et de citron, du cinnamome, du girofle, du musc, de l'ambre, du crocus, du jus de corail, du magistère de perles et de la quintessence d'or!

Ce *spécifique*, composé de toutes matières connues avant Paracelse et employées en thérapeutique plus ou moins longtemps déjà avant lui, ne témoigne-t-il pas de la misère du *novateur charlatan*, administrant des remèdes qu'il prétend nouveaux, dont il se garde bien d'indiquer la composition, et qui, en définitive, ne diffèrent pas de ceux que prescrivaient des médecins qu'il traitait d'ignorants et d'empoisonneurs?

Élixirs. Livre VIII des *Archidoxes*.

Composés de plusieurs essences, ils étaient particulièrement destinés à conserver la santé, en raison de la vertu antiputride que Paracelse leur reconnaissait. Il les comparait aux ingrédients balsamiques dont les Égyptiens se servaient pour conserver les corps. La base des élixirs était généralement une préparation métallique d'or, de mercure, d'antimoine, etc.

Remèdes externes. Livre VIII des *Archidoxes*.

Ces remèdes concernaient particulièrement les blessures, les ulcères et les taches de la peau. Paracelse les donne comme supplément de ses livres de chirurgie.

En définitive, Paracelse a eu le mérite :

1° De comprendre parfaitement l'importance des *remèdes spécifiques;*

2° De chercher à en concentrer l'énergie dans la plus faible quantité possible de matière, en recourant à des procédés chimiques, les seuls capables d'isoler des corps que l'affinité chimique peut tenir unis à d'autres.

Mais Paracelse s'est trompé en se représentant la partie active des remèdes, qu'il a appelée *quintessence*, comme devant être la partie la plus raréfiée de ces remèdes; cependant, s'il eût été pénétré de l'amour du vrai, ou plus sévère dans ses observations et ses raisonnements, la préparation de certaines *quintessences minérales fixes au feu* lui eût démontré l'erreur de sa conception première de la *quintessence*.

§ IV.

Idées de Porta relatives à la matière médicale et à la thérapeutique. — Examen de son livre de PHYTOGNOMONICA.

En parlant du *macrocosme* et du *microcosme*[1], je me suis appliqué à montrer comment de cette phrase de la Genèse « Dieu créa l'homme « selon son image; c'est à l'image de Dieu qu'il le créa, il les créa mâle « et femelle[2], » on a pu passer à l'idée du macrocosme et du microcosme; et comment de ces rapports, une fois établis, on a été conduit à faire correspondre les astres avec les organes principaux du corps de l'homme, ainsi que nous le représente un monument égyptien du temps de Ramsès II, dont nous devons la connaissance à Champollion le jeune; et de là enfin la correspondance de ces idées avec celle des *signatures*, images que certaines productions naturelles, particulièrement des plantes, offrent à la vue, et que l'on considérait comme des indices présentés par Dieu même aux yeux de l'homme dans l'intention formelle que celui-ci pût profiter de ces productions pour satisfaire à quelqu'un de ses besoins.

Les signatures, ainsi envisagées, vont nous donner une *matière médicale* dont la base diffère fort de celle de Paracelse, qui repose à la fois et sur l'idée *de la quintessence* et sur la pratique de *procédés chimiques* propres à séparer celle-ci du corps grossier auquel elle est unie.

J. B. Porta publia, en 1583, sa *Phytognomonica*, qui ne comprend pas moins de 551 pages in-8°. L'ouvrage a cette analogie avec la doctrine médicale de Paracelse, que les plantes y sont envisagées surtout relativement aux services qu'elles peuvent rendre, comme *remèdes spécifiques* des organes malades du corps de l'homme; mais là s'arrête l'analogie. La chimie étant tout à fait étrangère à l'œuvre de Porta, les plantes y sont envisagées au point de vue de leurs attributs extérieurs, comme les étudie un naturaliste dont la tâche se borne à la simple observation des choses qui tombent immédiatement sous nos sens.

Et en effet les relations des plantes, ou plutôt de leurs parties, avec

---

[1] *Journal des Savants*, 1853, février, page 122. — [2] *Genèse*, ch. 1, v. 27 (Cahen).

les affections des organes qu'on veut guérir, consistent en de simples analogies de formes, d'usages, de couleurs, analogies qu'à la rigueur on fait rentrer dans les *signatures*.

L'objet de la *Phytognomonica* (φυτόν *plante*, γνώμων *indice*) est la découverte des vertus des plantes d'après l'observation de signes qu'elles présentent.

Elle repose sur le *principe* que pose Porta, à savoir l'existence d'un *rapport intime entre les parties de la plante et ses vertus*.

D'où suit la conséquence que l'extérieur de la plante, par sa forme, ses linéaments, sa couleur, son odeur, etc. fait connaître ses vertus, et c'est de l'observation de ces signes que les sauvages ont appris à tirer parti des plantes pour leurs besoins.

Porta attache la plus grande importance à la distinction des plantes qu'il appelle *échauffantes* d'avec les plantes qu'il appelle *rafraîchissantes*.

Une conséquence encore du principe de Porta est la conservation de la forme dans les plantes médicinales. Aussi tout ce qui peut la changer ou la modifier change et modifie leurs *propriétés*. De là l'étude que fait le savant napolitain des influences sur la végétation, des eaux douces, des eaux salées, du sol eu égard à toutes ses propriétés, à l'altitude, au climat, etc. de là la différence entre une plante sauvage et une plante cultivée.

Les plantes dont les racines, les feuilles, les fruits, ont la forme d'un cœur, sont spécifiques pour les maux de cœur.

Les plantes qui, comme la pulmonaire, présentent des taches douées de quelque ressemblance avec les poumons, sont spécifiques pour les maladies de cet organe.

Les plantes vésiculeuses, comme le baguenaudier, l'alkékenge, sont bonnes dans les maladies de la vessie.

Après avoir passé en revue les plantes ou celles de leurs parties douées de quelques points de ressemblance avec les membres de l'homme, ses viscères et ses organes, avec les couleurs des fluides contenus dans des vaisseaux, des vésicules, etc. telles que la couleur du sang, la couleur jaune de la bile, la couleur noire de l'atrabile, etc. Porta déduit, de la ressemblance des choses comparées, l'usage de la plante ou d'une de ses parties comme remède de la maladie de l'organe affecté.

EXEMPLES :

Les plantes dont le suc est jaune purgent de la bile.

Les plantes dont le suc est rouge augmentent la quantité du sang, elles le purgent, elles sont vulnéraires.

Il en est, comme la garance, qui sont emménagogues.

Les plantes capillaires et les animaux chevelus doivent être employés dans les cas d'alopécie.

De là l'usage du polytric et de la graisse d'ours, car tout le monde sait que cet animal est très-velu.

Porta cherche les ressemblances que peuvent avoir des plantes avec des animaux, et de cette ressemblance il déduit des remèdes comme le montrent les *exemples suivants :* trois espèces d'aconits, dont les racines ressemblent au crabe marin et au scorpion, sont propres à guérir de la piqûre de ces animaux.

Les plantes dont les racines ont la forme de serpents et de vers sont vermifuges et d'un bon usage contre la morsure des serpents.

Les plantes à fleurs papilionacées ou semblables à des mouches, à des abeilles, etc. favorisent la fécondité.

Des analogies de figures qu'il trouve, d'une part, entre des plantes et des animaux, et, d'une autre part, entre les symptômes de maladies qui attaquent l'homme, il déduit l'usage de ces plantes et de ces animaux pour combattre ces maladies.

EXEMPLES :

Les arbres et les animaux d'une longue existence servent à prolonger la vie de l'homme.

Les arbres et les animaux gras donnent de l'embonpoint.

Les plantes et les animaux écailleux sont d'un bon usage dans les maladies de la peau.

Porta ne se borne pas à induire des remèdes de la ressemblance de la forme, de la couleur des plantes avec des organes malades, il en déduit, en outre, une ressemblance qu'il trouve entre le mode de naissance, de croissance, de reproduction, enfin entre des dispositions qu'il leur attribue de s'aimer, de s'attirer ou de se repousser.

EXEMPLES :

Les plantes stériles rendent les hommes stériles.

Les plantes abondantes en graines et les animaux riches en liqueur séminale sont prolifiques.

Enfin Porta, non content d'avoir indiqué des remèdes de nature végétale, d'après des ressemblances de forme et des ressemblances de mœurs, se livre encore à des conjectures pour accroître le nombre des matières qui composent sa matière médicale.

EXEMPLES :

Les plantes vineuses et les animaux qui aiment le vin causent l'ivresse.

Les plantes aqueuses et les animaux qui ne boivent que de l'eau servent de remèdes contre l'ivresse.

Les animaux muets causent la taciturnité.

Les animaux colères disposent à l'irascibilité, comme les animaux doux à la douceur.

Le huitième livre, le dernier de la *Phytognomonica* de Porta, traite des rapports des plantes avec les astres et les minéraux, d'après la considération de leurs couleurs.

EXEMPLES :

Les plantes à fleurs jaunes, comme les métaux et les pierres précieuses de cette couleur, tiennent de la vertu du soleil.

Les plantes à fleurs rouges et les pierres précieuses de même couleur participent, en médecine, de l'influence de la planète Mars.

On voit que Porta a envisagé son sujet de la manière la plus générale; mais, reconnaissons-le, sans discussion des opinions avancées dans l'ouvrage; au reste, c'est sa manière de procéder : tous les livres qui portent son nom témoignent plus de l'érudition de l'auteur que de l'originalité de son esprit et de la rigueur de son raisonnement. Certes je suis loin de nier qu'il n'ait observé, même qu'il n'ait fait des expériences de physique et de chimie, mais les résultats en sont confondus avec des faits que l'on connaissait avant lui, et malheureusement Porta n'avait pas l'habitude de citer les sources auxquelles il recourait. En cela il suivait l'exemple de ses contemporains et de ses prédécesseurs; car ce n'est pas seulement dans le temps où nous vivons que beaucoup d'auteurs omettent de citer les livres où ils ont puisé.

Nous avons rendu justice à Porta comme érudit et savant, au courant des connaissances de son temps, mais nous n'avons pu reconnaître en lui cet esprit philosophique dont l'attention, portée sur des sujets négligés de ses prédécesseurs, faisait sortir de ses études des vérités nouvelles propres à découvrir de nouveaux horizons, à ouvrir de nouvelles voies à l'esprit humain. Bien plus, imbu des erreurs de son temps, il avait subi l'influence des idées astrologiques comme Paracelse et Van Helmont; il croyait à la production des plantes sans l'intervention des semences; il n'avait aucune idée sur la stabilité des formes, des corps

vivants dans les temps où nous les observons; et, sans réflexion, il cite
la prétendue histoire d'une jeune fille, nourrie du venin des serpents,
dont la morsure était aussi dangereuse que celle d'un reptile.

§ V.

Idées générales de Van Helmont sur la composition des corps, comparées
avec les idées générales de Paracelse.

Je pourrais, à la rigueur, me dispenser de parler de Van Helmont,
parce que sa thérapeutique ne me suggère aucune observation, cependant, eu égard à l'étude qu'il fit des écrits de Paracelse, à la grande
estime que le médecin suisse lui avait inspirée, aux idées qu'il lui emprunta pour les développer, et en considérant, malgré cela, l'extrême
différence de sa manière d'envisager la nature de la matière, d'avec celle
dont Paracelse l'envisageait, une lacune pourrait m'être reprochée si je
m'abstenais absolument de parler de Van Helmont.

Nous avons vu comment Paracelse, en partant de l'observation des
propriétés organoleptiques que possèdent des matières employées en
médecine, avait séparé ce qu'il appelait le *flegme* et le *caput mortuum*
de ce qu'il appelait la *quintessence*, la seule partie de ces matières à laquelle il attribuât la propriété d'agir sur l'économie animale d'une manière favorable à la santé.

Pour lui, la *quintessence* isolée était bien matérielle, mais cependant
moins qu'elle ne l'était avant d'avoir été séparée du *flegme* et du *caput
mortuum*. En outre, Paracelse admettait une ARCHÉE (*archeus*), être immatériel, qui veillait, dans l'intérieur du corps vivant, à ce que les
organes accomplissent leurs fonctions respectives. En s'emparant de
l'idée de Paracelse, Van Helmont ajouta à son importance par la grande
extension qu'il lui donna. Selon lui, tous les corps solides et liquides
que nous voyons et que nous touchons, quelque différents qu'ils nous
paraissent, quelque grande que soit l'opposition que nous remarquons
entre leurs propriétés, ont tous pour *élément pondérable* l'EAU. La cause
de leurs différences mutuelles réside dans l'*espèce d'archée* qui est conjointe à l'eau; c'est donc de cette espèce d'archée, être impondérable,
que chaque corps que nous distinguons des autres tire ses propriétés
caractéristiques.

Chaque *espèce d'archée* comprend un nombre indéfini d'individus
semblables, et l'ensemble des *archées* diverses comprend un nombre
d'espèces distinctes les unes des autres, égal à celui des corps que nous
distinguons chacun par un nom spécifique.

Si chaque espèce d'*archée* n'est pas intelligente, elle jouit au moins d'une sorte d'instinct, qui la porte à agir sur l'eau à laquelle elle se conjoint, de manière à lui imprimer les propriétés par lesquelles l'espèce de corps ainsi produite se distingue des espèces des autres corps.

L'eau est *absolument passive* dans toutes ses conjonctions.

Van Helmont admettait encore, dans les corps vivants, l'existence d'*archées* chargées de veiller à l'exécution des fonctions des organes nécessaires à la vie.

L'air était bien un élément pour Van Helmont, mais il lui attribuait une manière d'être fort différente de celle que nous lui reconnaissons comme fluide parfaitement élastique; car, au lieu de cette élasticité parfaite, en vertu de laquelle l'air comprimé diminue de volume et revient à son volume premier dès que la compression a cessé, Van Helmont considérait l'air comme *absolument passif*, et dénué, conséquemment, de toute élasticité : il ne se condense ou se dilate, prétend-il, qu'en vertu du *magnale,* créature neutre intermédiaire entre la substance et l'accident, qui interrompt la continuité de ses parties. Le *magnale* n'était pas le vide absolu, mais l'espace qu'il occupait était dénué d'air, et, en vertu de son *activité*, il pouvait se *resserrer* et se *dilater*. Quand il se resserrait, disait-il, l'air *semble* se dilater, et, quand il se dilate, l'air *semble* se condenser. Certes une telle manière de voir paraîtra bien extraordinaire à tous ceux qui n'ont pas lu Van Helmont ou les articles que j'ai consacrés, dans ce journal[1], à l'exposé de sa doctrine.

Si tous les mixtes résultent de la conjonction d'une archée spécifique avec l'eau, évidemment Van Helmont ne peut admettre l'existence de l'air dans aucun mixte, car, en l'admettant, il compterait deux éléments, l'eau et l'air, susceptibles de constituer des corps complexes. De là encore la conséquence que, dans la combustion, l'air ne pouvait s'unir à quoi que ce soit de matériel. Que pouvait donc être la combustion dans les idées de Van Helmont? Une chose étrange, une opération où l'air n'intervenait que d'une manière absolument passive. Voici l'explication de la combustion d'une chandelle brûlant sous une cloche de verre renversée et posée sur le fond d'un vase à rebord contenant de l'eau, de manière à isoler l'air de la cloche de l'atmosphère extérieure. L'eau s'élevait peu à peu dans cette cloche, enfin la flamme s'éteignait, et cela arrivait, disait Van Helmont, lorsque la capacité du *magnale*, étant remplie des vapeurs du suif brûlant, elle était incapable d'en recevoir d'autres. En outre, ces vapeurs exerçaient une pression sur

---

[1] *Journal des Savants,* 1850, p. 74, 136.

4.

les parois du *magnale*, lesquelles, en s'éloignant les unes des autres, comprimaient l'air en en diminuant le volume.

Enfin, insistons sur le fait que, pour Van Helmont, l'air atmosphérique n'était point ce qu'il appelait un *gaz*. En effet, *l'air* peut être coercé dans un vaisseau, comme le prouve l'expérience précédente, tandis qu'un gaz ne peut l'être : de là le sens d'*esprit sauvage* attribué au mot *gaz*.

C'est par le *magnale* que l'influence des astres se faisait sentir aux corps terrestres : il la supposait plus grande en été qu'en hiver, parce que la capacité du *magnale* est plus grande dans la saison chaude que dans la saison froide, prétendait-il.

En résumé, un gaz ne peut être coercé ou renfermé dans un vase où l'air peut l'être : voilà la différence.

Quand Van Helmont, avec cette manière de voir, a assimilé le produit gazeux de la combustion du charbon avec les gaz des eaux minérales de Spa, de la grotte du Chien, de la fermentation, et qu'il a signalé l'inflammabilité d'un autre gaz, il a fait preuve d'un esprit observateur et généralisateur, mais l'histoire de la science doit aller au delà de ces conclusions, poursuivre son examen et chercher à savoir ce que devenait, pour Van Helmont, le produit gazeux de la combustion du charbon.

C'est alors qu'apparaît une opinion absolument inconciliable avec les connaissances actuelles les plus incontestables. Le gaz produit par la combustion du charbon gagne le *magnale* et de là s'élève dans les régions supérieures de l'atmosphère, où il est frappé par le froid; alors l'eau qui en constitue la partie pondérable se sépare de l'archée avec laquelle elle faisait une *production séminale* et retombe sur la terre sous forme de pluie ou de neige.

Les opinions de Van Helmont ainsi développées, que penser de ceux qui avancent que Van Helmont, ayant constaté la diminution du volume de l'air par la combustion, n'avait qu'un pas à faire pour en reconnaître la composition chimique? Car ne perdons pas de vue qu'il n'a parlé d'aucun mixte formé d'air, et que, dans son explication de la combustion, tout est purement mécanique : l'air absolument passif n'agit pas, le *magnale* seul reçoit, dans l'espace qu'il occupe, le produit gazeux du suif, et la combustion cesse du moment où le *magnale* est incapable d'en recevoir de nouveau.

Van Helmont ne présente-t-il pas un exemple frappant de cette disposition de l'esprit humain si fatale à l'étude de la vérité, quand il veut créer un monde absolument différent de celui où il vit? N'abuse-t-il pas de la raison, en prétendant que tous les corps que nous touchons, que nous voyons, ne renferment pas d'autre matière pondérable que l'eau, et que les innombrables différences par lesquelles ils se distinguent de l'eau résident dans les êtres imaginaires qu'il a nommés *archées*, êtres qui échappent à nos sens, de sorte que, pour Van Helmont, tout ce monde matériel se réduit à un seul élément, qui, par sa conjonction avec les diverses archées, constitue les différents corps qu'il appelle *productions séminales ?*

Existe-t-il une preuve plus forte de la disposition de l'esprit humain à réaliser de simples abstractions en des êtres distincts et à donner à ces êtres imaginaires une activité capable d'imprimer à la matière réduite à la *passivité absolue* toutes les modifications, toutes les propriétés que l'observation des naturalistes et celles des physiciens et des chimistes ont fait connaître ?

RÉSUMÉ DES PARAGRAPHES II, III, IV ET V.

Résumons les faits généraux de ce qui précède avant de parler de l'application de la science moderne à la médecine.

Arabes.

Les Arabes ont appliqué des procédés chimiques à la préparation des remèdes.

Paracelse.

Paracelse, le premier, a généralisé cette application en en faisant le principe d'une thérapeutique fondée sur les *remèdes spécifiques*.

Les mixtes employés comme remèdes étaient, selon lui, formés :

1° *D'une partie active, quintessence*, équivalente à un certain *mercure*, à un certain *soufre* et à un certain *sel*, suivant l'espèce de la quintessence ;

2° *D'une partie inactive* équivalente à *flegme* et *caput mortuum*.

Des procédés chimiques seuls étaient capables d'isoler la *quintessence* de la *partie inactive*.

La gloire de Paracelse est d'avoir fait la base de sa thérapeutique des *remèdes spécifiques*.

Mais il a commis l'erreur de croire que la quintessence devait être volatile, raréfiée, qu'en conséquence il fallait recourir à la volatilisation pour isoler la quintessence de la partie inerte qui lui était unie.

L'idée des trois principes : le *soufre*, le *mercure* et le *sel*, l'idée de la quintessence, déduite de la réduction du vin, par distillation, en eau-de-vie et en résidu aqueux dépourvu des propriétés organoleptiques du produit distillé, sont antérieures à Paracelse; mais la distinction du *flegme* et du *caput mortuum*, prétendus inactifs, d'avec les trois principes, le *soufre*, le *mercure* et le *sel*, qu'il considère comme actifs, paraît lui appartenir.

Paracelse, en faisant résider la *partie active* des remèdes dans une matière qui, volatile et raréfiée, semble par là même s'éloigner davantage de la matière inerte, n'est point encore inventeur, car il se conforme, en cela, à la manière de voir des alchimistes.

Van Helmont.

Mais la pensée d'ôter toute activité, toute force à la matière, est poussée au dernier extrême par Van Helmont, puisqu'il n'admet l'existence que de deux matières; *l'eau et l'air*: et encore prétend-il qu'elles sont absolument *passives*.

L'*air* n'entre dans la composition d'aucun mixte et doit au *magnale* de se contracter et de se dilater.

L'*eau* seule constitue la *partie pesante de tous les mixtes*, et, si, en constituant chacun d'eux, elle présente tant de corps divers, c'est qu'elle obéit à un être impondérable, *archée*, qui lui est conjoint, et dont l'activité instinctive lui imprime les propriétés propres à chaque espèce d'archée. *Les différences des divers corps résident donc exclusivement dans les archées.*

Tel est l'exemple extrême du spiritualisme appliqué aux sciences naturelles.

Porta.

Enfin Porta a envisagé la matière médicale sous le rapport de la *pure observation*, qui est celui du naturaliste, c'est-à-dire à l'exclusion de la chimie appliquée par Paracelse à la préparation des remèdes.

En considérant les plantes et les animaux ou quelques-unes de leurs parties au point de vue de la ressemblance de forme, de couleur, de linéaments ou signatures, et des analogies de mœurs, de croissance, de multiplication, etc. avec l'homme affecté d'une maladie ou d'une disposition qu'il s'agit de détruire, de restreindre ou de développer, Porta a donné la plus grande extension possible à son hypothèse d'analogie, mais en la considérant toujours uniquement au point de vue de l'augmentation numérique des substances complexes comprises dans ce qu'on appelle la *matière médicale.*

Il n'y a donc pas de comparaison possible entre les vues de Paracelse et celles de Porta. En effet, la doctrine thérapeutique de Paracelse ne se conçoit bien qu'en prenant en considération la matière médicale d'abord, et la préparation des remèdes ensuite.

1° La partie de la médecine appelée *matière médicale* traite de l'histoire des corps que l'empirisme a fait employer comme *remèdes ;* ils sont d'origine minérale et d'origine organique, et la nature de ceux-ci est bien plus complexe, en général, que ne l'est celle des premiers.

2° La préparation des remèdes prescrits par Paracelse repose sur le principe d'en exalter l'énergie au *maximum* en en réduisant le poids au *minimum,* à l'aide de procédés chimiques, employés afin d'obtenir la quintessence spéciale de chaque remède, la seule partie active de la substance médicale soumise à la préparation.

Or Porta ne s'est point occupé de cette préparation, et n'a envisagé la *matière médicale* qu'au point de vue d'augmenter le nombre des substances d'origine organique qu'on peut y ranger d'après les rapports divers de forme, de dessin, de couleur, etc. et d'analogie de mœurs, etc.

Paracelse s'est donc placé au point de vue chimique surtout, tandis que Porta s'est placé au point de vue du naturaliste : tous les deux ont admis l'influence des astres.

§ VI.

Vues générales de M. Chevreul sur la composition immédiate des corps vivants.

Il me reste à montrer comment le principe de la doctrine médicale de Paracelse, fondé sur l'emploi des *spécifiques,* élevés, au moyen de procédés chimiques, au maximum d'énergie propre à la nature de chacun d'eux, aboutit à l'analyse immédiate des produits de l'organisation, et conduit ensuite à l'emploi thérapeutique d'*espèces chimiques actives* obtenues à l'état de pureté par l'analyse immédiate des substances comprises dans la *matière médicale.*

Je vais envisager l'analyse chimique immédiate des produits de l'organisation de la manière la plus générale, puis relativement à la doctrine médicale de Paracelse.

ARTICLE 1ᵉʳ.

Relations des vues générales de M. Chevreul avec la doctrine médicale de Paracelse, fondée sur les remèdes spécifiques.

Je commence par reproduire un passage imprimé en 1814 dans les *Éléments de physiologie végétale et de botanique* de Mirbel, afin de montrer que, dès cette époque, j'envisageais l'analyse organique immédiate comme je l'envisage encore aujourd'hui; et l'addition que je ferai aux idées exprimées dans cette citation, loin de les modifier, les confirmera, au contraire, en leur donnant une extension nouvelle.

« Si, après avoir considéré en grand la composition (élémentaire) des « végétaux, nous fixons notre attention sur les mêmes parties de diffé- « rentes plantes, nous verrons qu'abstraction faite de leur organisation « elles diffèrent par l'odeur, la saveur, la couleur, etc. Nous sommes porté, « d'après cela, à y soupçonner plusieurs sortes de matières, qu'un léger « examen nous apprend bientôt être de nature organique. Si nous sou- « mettons ensuite les mêmes plantes à l'analyse chimique, nous en ob- « tiendrons des substances très-distinctes, mais dont chacune présentera « quelques-unes des propriétés que nous avions reconnues aux végétaux « d'où ces substances auront été extraites. Nous en conclurons que les « plantes sont formées de différentes matières qu'il est possible d'isoler « par des procédés chimiques. Lorsqu'on ne pourra séparer aucun corps « hétérogène de ces matières sans en altérer la nature, on les regardera « comme les *principes* ou *matériaux immédiats* des plantes analysées [1]. »

L'analyse immédiate consiste donc à séparer sans altération les es- pèces chimiques des matières végétales, et, il faut ajouter, des matières animales.

Le moyen proposé comme *criterium* pour savoir si le but a été at- teint dans une recherche est de *passer en revue les propriétés principales des corps séparés, afin de voir si elles reproduisent les propriétés que présen- tait la matière avant l'analyse.* Je ne pense pas qu'il existe d'autre *crite- rium* que celui-là; aussi y ai-je eu recours dans toutes mes analyses de matières d'origine organique.

Évidemment la méthode que je prescris est générale, et elle com- prend les *propriétés organoleptiques* comme les *propriétés physiques* et les *propriétés chimiques.*

---

[1] *Éléments de physiologie végétale et de botanique,* par C. J. Brisseau-Mirbel, de l'Institut, t. I, p. 458 (article de M. Chevreul).

On voit donc que l'idée de *concentrer les propriétés organoleptiques d'une substance complexe comprise dans la matière médicale* est commune à la doctrine médicale de Paracelse aussi bien qu'à l'analyse immédiate des produits de l'organisation et à l'idée chimique envisagée dans sa plus grande généralité. Mais il y a une extrême différence entre les deux termes de la comparaison : *la doctrine de Paracelse repose sur une erreur,* c'est-à-dire sur l'idée que ce qui est actif, puissant, doit s'éloigner, autant que possible, de ce qui est inerte, grossier, matière ; et que, dès lors, l'activité organoleptique d'une matière médicinale devant résider dans un corps raréfié, volatil, appelé *quintessence,* il faut recourir à la chaleur pour séparer cette quintessence des corps qui en altèrent la pureté, à savoir le *flegme* et le *caput mortuum; l'analyse,* au contraire, *repose sur le vrai;* si elle ne l'a pas trouvé, elle est en défaut; mais, d'après la règle précitée, on peut connaître si le but n'a pas été atteint. Voici donc comment elle procède : un produit complexe de nature organique présente *certaines propriétés,* et, pour la comparaison que je fais, ces propriétés sont organoleptiques; le chimiste, préoccupé de l'idée d'isoler de tout corps étranger l'espèce ou les espèces (chimiques) qui les possèdent, recourt à des procédés incapables d'altérer les propriétés de cette espèce ou de ces espèces, et ces procédés sont applicables aux espèces volatiles aussi bien qu'à celles qui ne le sont pas. Je rappelle seulement que l'espèce ou les espèces isolées par l'analyse immédiate doivent posséder les propriétés organoleptiques du produit complexe analysé, conformément à la règle précitée comme *criterium.*

Mais, pour prévenir toute erreur, faisons remarquer que des matières organiques complexes peuvent présenter certaines propriétés qui sont le résultat de la présence simultanée de deux corps, de sorte que ceux-ci pris isolément ne les manifestent pas, ou, s'ils les manifestent, à l'état isolé, c'est à un degré moindre que quand ils agissent simultanément.

La propriété tannante, qu'on estime en général par la précipitation de l'eau de gélatine, appartient à la fois à des espèces chimiques isolées de toute autre; mais on peut l'observer dans deux corps réunis dont aucun ne la possède à l'état isolé; c'est ce que J. Pelletier a observé : ni l'acide gallique ni la gomme arabique en solution dans l'eau ne troublent l'eau de gélatine isolément, tandis qu'ils la troublent quand leurs solutions sont mêlées. D'où la conséquence que, dans des recherches d'analyse organique immédiate, on pourrait perdre beaucoup de temps en voulant retrouver toujours dans les corps séparés par l'analyse toutes les propriétés indistinctement du corps complexe analysé.

J'ajoute un second exemple, tiré du quatorzième mémoire de mes recherches chimiques sur la teinture.

L'eau de carbonate de cuivre et l'eau de carbonate de chaux rougissent l'infusion du bois de fustet, la.première bien plus fortement que la seconde; et cependant, quand on prend deux volumes d'eau de carbonate de cuivre et un volume d'eau de carbonate de chaux, ce mélange a plus d'énergie pour rougir l'infusion de fustet que n'en ont trois volumes d'eau de carbonate de cuivre.

ARTICLE 2.

Application des vues de M. Chevreul à l'étude des propriétés organoleptiques considérées relativement à la thérapeutique.

On voit la généralité, l'importance et l'utilité de l'analyse organique immédiate envisagée du point de vue où je me suis placé; il s'agit maintenant de restreindre le point de vue au cas où des espèces séparées sont douées de *propriétés organoleptiques* propres à rétablir la santé troublée par des maladies, ou, pour parler d'une manière générale, qu'il importe de connaître sous le rapport de la physiologie, d'abord, et ensuite sous celui de la thérapeutique.

Dans mes Considérations générales sur l'analyse organique immédiate et sur ses applications (en 1824), j'énonçais dans les termes suivants l'utilité d'isoler les principes immédiats des substances complexes compris dans la matière médicale :

« 282. Si, en médecine, dans un cas déterminé, on éprouve de « l'incertitude sur la dose de médicaments tels que les sulfates de soude « et de magnésie, le phosphate de soude, le bitartrate de potasse, l'é- « métique, dont la composition est rigoureusement définie; à plus forte « raison doit-on en éprouver quand il s'agit d'ordonner des médicaments « tels que l'extrait d'opium, les écorces de quinquina, la racine d'ipé- « cacuana, etc. qui contiennent des proportions inconnues de prin- « cipes actifs. L'analyse organique immédiate, qui donne les moyens « d'isoler ces principes des substances étrangères auxquelles ils sont unis « ou mélangés dans les extraits, les écorces, les racines, etc. et qui, en « les définissant en espèces douées de propriétés constantes, les amène « à la condition des premiers médicaments dont j'ai parlé, rend des ser- « vices éminents à la pharmacologie, puisqu'elle détruit une cause d'in- « certitude que présentait l'emploi d'un assez grand nombre de remèdes « des plus importants pour l'art de guérir. Les médecins ne sauraient « donc trop encourager des recherches comme celles de MM. Sertuerner,

« Robiquet, Boullay, Gomès, Magendie, Pelletier, Caventou, etc. à qui
« nous devons la découverte de la morphine, du principe vésicant des
« cantharides, de la picrotoxine, de la cinchonine, de la quinine, de l'é-
« métine, de la strychnine, de la brucine. Des recherches de cette nature
« sont bien propres à faire revenir de leur opinion les gens qui croient,
« avec Descartes, au danger des *remèdes de la chimie.* »

Enfin, dans un examen critique de l'histoire de l'analyse organique
immédiate conduite jusqu'au commencement du XIXᵉ siècle, j'ai développé ces mêmes idées, et, en parlant du livre de Dodart publié, en
1676, sous le titre de *Mémoires pour servir à l'histoire des plantes* et de
Projet de l'histoire des plantes, j'ai montré que l'analyse immédiate, après
moins d'un siècle et demi, s'était élevée à une hauteur dépassant de
beaucoup les prévisions de Dodart, et, afin de rendre ma pensée saisissable à tous les esprits, j'avais imaginé[1] une suite à la scène où Molière,
en 1673, faisant recevoir médecin M. Argan, à la question de *la cause
et de la raison pour lesquelles l'opium fait dormir*[2], M. Argan répond : *Parce
qu'il a en lui la vertu de faire dormir, dont la nature est d'assoupir les
sens;* je disais qu'en 1817, à la même question, M. Argan aurait pu ré-
pondre : *Parce que l'opium contient de la morphine.* Effectivement, à cette
époque, tout le monde reconnaissant que ce principe immédiat, découvert, dès 1804, par Sertuerner, est doué au plus haut degré de la vertu
calmante de l'opium, je m'exprimais ainsi :

« La conséquence de cette découverte est que la thérapeutique pos-
« sède maintenant un corps parfaitement défini dans toutes les proprié-
« tés qu'on lui connaît, représentant, pour un même poids, une énergie
« thérapeutique constante : de sorte que le médecin qui prescrit la mor-
« phine, soit à l'état libre, soit à l'état de sel, connaissant parfaitement
« l'énergie de son remède, n'a plus qu'à consulter le sexe, l'âge, le tem-
« pérament, la maladie, pour l'administrer avec assurance.

« La chimie a donc rendu un immense service à la thérapeutique en
« soumettant l'opium à l'analyse organique immédiate, et nous ajoutons
« qu'elle a retiré du même extrait d'autres principes immédiats, dont
« les propriétés organoleptiques, pour être différentes de celles de la
« morphine, peuvent être, en certains cas, d'une grande utilité, en pos-
« session que sont ces principes de certaines propriétés de l'opium que
« la morphine ne possède pas. »

Ces paroles, écrites en 1858, expliquent suffisamment la sympathie
avec laquelle j'accueillis la communication faite, le 29 d'août 1864, à

---

[1] *Journal des Savants*, février 1858, p. 112 et suiv. — [2] *Ibid.* p. 120.

l'Académie des sciences, par M. Claude Bernard, de ses *Recherches expérimentales sur l'opium et ses alcaloïdes*. Car l'étude des propriétés organoleptiques appartient évidemment au physiologiste, une fois que l'analyse chimique a pu obtenir à l'état de pureté des principes actifs sur l'économie animale. C'est au physiologiste qu'il appartient encore de voir si les principes immédiats qu'il tient du chimiste, comme ayant été extraits d'un produit organique complexe compris dans la matière médicale, représentent *toutes* les propriétés organoleptiques signalées par la pratique ou par des recherches physiologiques dans le produit organique complexe duquel ces principes immédiats ont été séparés.

Évidemment, d'après tout ce qui précède, le *contrôle* de l'analyse organique immédiate ne peut être complet sans l'intervention du physiologiste; car, *si le contrôle des propriétés physiques et des propriétés chimiques* appartient au physicien-chimiste, quand il s'agit de propriétés organoleptiques importantes à bien connaître, parce qu'on les a aperçues soit dans des matières complexes organiques prescrites comme remèdes, soit dans toute autre matière, *le contrôle de ces propriétés appartient au physiologiste.*

Lorsqu'il s'agit de connaître une espèce chimique organique, c'est-à-dire un composé complexe dont on ne peut séparer quelque matière étrangère sans en altérer évidemment la nature, et que cette espèce possède quelques propriétés organoleptiques remarquables, l'étude qu'on en fait ne satisfait l'esprit, à mon sens, qu'à la condition que ces propriétés organoleptiques auront été l'objet d'un examen approfondi. Or je ne sais rien de plus satisfaisant à citer comme modèle de cette étude que les *Recherches expérimentales sur l'opium et ses alcaloïdes*, par M. Claude Bernard : car l'esprit scientifique sous l'influence duquel elles ont été accomplies est louable, eu égard aux circonstances dans lesquelles l'auteur s'est placé pour rendre ses expériences comparables, et à l'extrême habileté avec laquelle ces expériences ont été exécutées. Grâce à ce concours parfait de l'esprit et de la main, les résultats qu'il a donnés à la science des corps vivants ont un caractère de précision qui les assimile à ceux que l'on doit aux sciences physiques et chimiques.

Je crois donc servir la science en développant les motifs de mon jugement sur les travaux de M. Claude Bernard et particulièrement sur les recherches expérimentales qu'il a entreprises pour connaître les propriétés organoleptiques de *l'opium et de ses alcaloïdes*.

Jugement de M. Chevreul sur les recherches physiologiques expérimentales dont l'opium et ses alcaloïdes ont été l'objet pour M. Claude Bernard, et liaison de ces recherches avec l'analyse organique immédiate, telle que M. Chevreul l'a envisagée.

M. Claude Bernard reconnaît à trois alcaloïdes de l'opium, la *narcéine*, la *morphine*, la *codéine*, la propriété soporifique.

La *thébaïne*, la *papavérine*, la *narcotine*, dépourvues de cette propriété, possèdent la propriété toxique..

Mais ne tombons pas dans la faute trop souvent commise par les auteurs de classifications qualifiées de *scientifiques*, en disant : il existe trois alcaloïdes *soporifiques* et trois alcaloïdes *toxiques*. Car la codéine *soporifique* est encore *toxique*, et au point que M. Claude Bernard la place immédiatement après la thébaïne, douée de la propriété toxique au plus haut degré. Je reviendrai, dans un moment, sur cette considération; mais auparavant suivons M. Claude Bernard dans l'étude des phénomènes spécifiques des trois alcaloïdes soporifiques de l'opium.

Sommeil des chiens de taille moyenne auxquels on a injecté dans le tissu cellulaire sous-cutané :

1 centimètre cube d'eau tenant $0^g,05$ de chlorhydrate de MORPHINE.

Sommeil profond, immobilité, sensibilité très-émoussée, nerfs de la sensibilité très-paresseux; à la fin du sommeil, sensibles au bruit, mais ils s'y habituent.

A leur *réveil*, effarés, yeux hagards, train postérieur surbaissé, c'est-à-dire paralysé, ce qui leur donne la démarche apparente d'une hyène.

Ils ne reconnaissent pas leur maître, recherchent l'obscurité. •

Douze heures avant d'être revenus à l'état normal.

---

1 centimètre cube d'eau tenant $0^g,05$ de chlorhydrate de CODÉINE.

Sommeil moins profond qu'avec la morphine, réveil facile par le pincement des extrémités et par le bruit, excitabilité diminuée par l'habitude; les nerfs ne sont pas paresseux comme ils le sont par l'action de la morphine.

Réveil sans que les animaux soient effarés, yeux non hagards, train postérieur non paralysé, pas de trouble intellectuel.

---

1 cent. cube d'eau tenant o^g,o5 de NARCÉINE.

Sommeil beaucoup plus profond que le sommeil produit par la codéine; mais l'animal n'est pas abruti comme il l'est par la morphine; nerfs émoussés sans paresse; sensible au pincement des extrémités; calme profond, non troublé par le bruit, bien différent du sommeil produit par la morphine, et surtout par la codéine.

Réveil : retour très-prompt à l'état normal, plus analogue à celui de la codéine qu'il ne l'est à celui de la morphine; cependant très-légère paralysie du train postérieur et très-léger effarement.

Les faits que j'extrais du mémoire de M. Claude Bernard ne sont pas le résultat de la *simple expérience,* mais celui de la *méthode A POSTERIORI expérimentale.*

Ces expériences ne pouvant être faites sur les hommes, elles l'ont été sur des chiens, des chats, des lapins, des cochons d'Inde, des rats, des pigeons, des moineaux et des grenouilles.

On a tenu compte, pour les individus d'une même espèce, de l'âge, du sexe, de la taille, et l'on a opéré, autant que possible, dans les mêmes circonstances.

Toutes les fois que M. Cl. Bernard l'a pu, des expériences faites comparativement sur plusieurs individus d'une même espèce, aussi semblables que possible, ont été répétées sur ces mêmes individus en alternant les alcaloïdes. Par exemple :

Deux chiens aussi semblables que possible ont été comparativement endormis, l'un avec la morphine et l'autre avec la codéine, dans une première expérience comparative. Le chien qui avait été endormi avec la morphine l'a été avec la codéine, et celui qui l'avait été avec la codéine l'a été avec la morphine dans une seconde expérience. Les résultats, dans les deux expériences comparatives faites ainsi successivement ont été les mêmes. *La seconde expérience a donc été le contrôle de la première,* ce qui est le caractère, à mon sens, de *la méthode* a posteriori *expérimentale.*

Les six alcaloïdes examinés par M. Claude Bernard sont toxiques dans l'ordre suivant, en commençant par le plus énergique :

Thébaïne,
Codéine,
Papavérine,

Narcéine,
Morphine,
Narcotine.

0ᵍ,1 de chlorhydrate de thébaïne, dissous dans 2 grammes d'eau et injecté dans les veines d'un chien de sept à huit kilogrammes l'a tué en cinq minutes, tandis que 2 grammes de chlorhydrate de morphine n'ont pas tué un chien semblable.

La codéine est bien plus toxique que la morphine. Quelques médecins ont donc grand tort de prescrire la codéine en plus grande quantité que la morphine, par la raison qu'à dose égale la morphine produit des céphalalgies, des vomissements, lorsque la codéine n'en produit pas.

Il est évident que le pouvoir toxique n'est point proportionnel au pouvoir soporifique.

Enfin, il est remarquable encore que, la narcéine exceptée, les cinq autres alcaloïdes amènent la mort en produisant des *convulsions tétaniques violentes*, qui peuvent être suivies, ainsi que cela arrive dans l'empoisonnement de la thébaïne, de l'arrêt du cœur et d'une rigidité cadavérique rapide, comparable à celle qu'on observe dans les empoisonnements produits par les poisons dits *musculaires*.

Voici l'ordre des alcaloïdes de l'opium qui produisent des convulsions tétaniques, en commençant par les plus énergiques :

Thébaïne,
Papavérine,
Narcotine,
Codéine,
Morphine.

Je ne peux mieux montrer l'analogie des vues de M. Claude Bernard et des miennes qu'en reproduisant le passage suivant de ses recherches :
« La thérapeutique offre déjà assez de difficultés par elle-même, sans
« qu'on vienne encore les augmenter en continuant d'employer les mé-
« dicaments complexes, comme l'opium, qui n'agissent que par une ré-
« sultante souvent variable ; il faut analyser ces actions complexes et les
« réduire à des actions plus simples et exactement déterminées, sauf à
« les employer seules ou à les associer ensuite, si cela est nécessaire[1]. »

Je me suis trop occupé de l'analyse organique immédiate, j'ai trop réfléchi à la nécessité d'éclairer l'étude des corps vivants par cette partie de la chimie, pour ne pas sentir ce qui manque à la physique et à la

---

[1] *Comptes rendus*, t. LIX, p. 414.

chimie, lorsque des corps (espèces chimiques) doués de propriétés organoleptiques ne sont pas étudiés sous ce rapport par un physiologiste éminent, animé du désir de compléter l'histoire de ces corps et d'apporter à la science de la vie des faits absolument nécessaires à sa constitution. Or le grand avantage d'une méthode est que toute recherche entreprise sous sa direction a son utilité, dans le cas même où les résultats sont négatifs ou que leur opposition est extrême avec les prévisions que l'on avait avant les recherches ; car les faits recueillis sous la direction de la méthode ne sont jamais isolés, épars ; toujours leur signification est positive, grâce à leur précision, qui est la conséquence de l'emploi de la méthode ; ils écartent des opinions erronées qu'on aurait pu prendre en l'absence de ces faits précis, avec lesquels elles sont incompatibles.

Résumons comment M. Claude Bernard a procédé, en ayant égard à la méthode expérimentale et, en outre, à la manière dont je conçois la marche de l'esprit humain dans la recherche de la vérité.

Il a étudié un certain nombre d'alcaloïdes d'une même origine en constatant, dans des circonstances semblables, leurs propriétés organoleptiques respectives.

Voilà *l'étude du concret*.

Voyons maintenant comment il est passé à *l'étude de l'abstrait*.

Il a examiné comparativement les analogies et les différences des six alcaloïdes entre eux, et c'est alors qu'il a pu évaluer les intensités de chacun des alcaloïdes :

1° Relativement à la propriété toxique ;

2° Relativement à la propriété d'exciter des convulsions ;

3° Relativement à la propriété soporifique.

Cet examen lui a permis de constater dans les alcaloïdes les propriétés organoleptiques de l'opium, et, dès lors, de montrer au chimiste que les procédés employés à l'extraction de ces alcaloïdes ne les avaient point altérés ; c'est après avoir remarqué que l'opium est plus toxique que la morphine qu'il a été conduit à reconnaître que cela tenait surtout à la présence de la thébaïne et de la codéine, et, dès lors, il a pu expliquer l'erreur de plusieurs médecins qui prescrivent la codéine à une dose plus forte que la morphine, la croyant moins énergique que celle-ci, conformément à l'observation qu'elle ne produit ni les céphalalgies ni les vomissements produits par la morphine dans les mêmes circonstances. M. Claude Bernard, en reconnaissant ce résultat, a montré la conséquence fâcheuse qu'il peut avoir, puisque, en réalité, la codéine vient immédiatement après la thébaïne, comme toxique, tandis que la morphine ne vient qu'en cinquième; ou, en d'autres termes, des six alcaloïdes de l'opium, il n'y a que la narcotine qui soit moins toxique qu'elle.

Enfin M. Claude Bernard, en introduisant dans l'animal, par le tissu cellulaire du système sous-cutané, la *matière active* sous forme d'espèce chimique définie, et en évitant ainsi de la mettre en présence de corps variables plus ou moins complexes, comme cela fût arrivé si elle eût été introduite par le tube intestinal et qu'alors elle eût été exposée à subir des réactions tout à fait imprévues, a donné toute garantie au physiologiste ou au médecin que la *matière active* agira dans les circonstances les moins compliquées possible, et que, dès lors, il y aura grande probabilité que l'action en sera conforme au résultat qu'on en attend.

Exposons la manière dont je conçois l'étude des propriétés organoleptiques des espèces chimiques.

ARTICLE 4.

De l'étude des propriétés organoleptiques des espèces chimiques.

Je ne définis pas la chimie la science de l'analyse et de la synthèse, par la raison qu'une science ne peut l'être par les moyens auxquels elle a recours, et que l'analyse et la synthèse, au point de vue le plus général, président, comme opérations de l'esprit, à la recherche des vérités qui sont du domaine des mathématiques aussi bien que de celui des sciences naturelles.

La chimie n'a pas cessé d'être, pour moi, la science qui *réduit la matière en des types parfaitement purs de toute matière étrangère à leur essence,* types qu'on appelle ESPÈCES CHIMIQUES, et dont chacun est caractérisé par l'ensemble de ses *propriétés physiques, chimiques et organoleptiques.* Je renvoie au *Journal des Savants*, p. 492 et suivantes, de l'année 1864.

Quant à la distinction des propriétés des corps en trois groupes, il me suffit de rappeler que les *propriétés physiques* et les *propriétés chimiques* existent dans les corps indépendamment de nous et, conséquemment, hors de nous; tandis que les *propriétés organoleptiques* sont en nous, comme le froid, le chaud, les couleurs, les odeurs, les saveurs, etc.

Si l'étude des *propriétés physiques* et des *propriétés chimiques* appartient au physicien et au chimiste, l'étude des *propriétés organoleptiques* ne peut être faite que par le physiologiste, et j'ajoute par le médecin, quand

6

il s'agit de définir les *propriétés organoleptiques* des espèces chimiques qui sont susceptibles d'être prescrites comme médicament.

En définitive, l'étude complète d'une espèce chimique que l'on range parmi les agents thérapeutiques exige le concours de la physique, de la chimie, de la physiologie et de la pathologie, et cette conclusion est un exemple bien propre à montrer les connexions des connaissances humaines quand il s'agit de se rendre un compte exact de toutes les propriétés que possède un être concret.

L'étude des *propriétés organoleptiques* doit être faite, à mon sens, au *point de vue concret* et au *point de vue abstrait*, et toujours conformément aux idées que j'ai exposées sur la distribution des connaissances humaines[1], et avec la condition que celui qui s'y livrera fera ses expériences dans des circonstances définies soigneusement eu égard au choix des animaux, quant à l'espèce, à la race, au sexe, à l'âge, à la taille, etc.

(4) Au point de vue concret.

A ce point de vue, l'étude des propriétés organoleptiques est tout à fait analytique, car elle consiste à démêler chaque phénomène en particulier, si on juge qu'il s'en présente plusieurs à la fois.

Je citerai pour exemple l'analyse que j'ai faite, il y a longtemps (1824), des sensations que les corps causent en nous, lorsqu'ils sont introduits dans la bouche, car une même espèce de corps peut agir simultanément sur l'organe du toucher, sur l'organe du goût et sur l'organe de l'odorat[2].

Si l'espèce chimique est toxique, il importe de déterminer d'abord la quantité qui donne la mort en tenant compte du temps qui s'est écoulé depuis l'*ingestion* du poison.

Les phénomènes qui se manifestent avant et après la mort doivent être décrits et l'autopsie doit être faite, afin de constater l'état des organes, sous le rapport de leur lésion, et celui des liquides de l'économie animale, tels que le sang, etc., afin de recueillir le plus de faits possible propres à rendre compte de la manière d'agir du poison.

Enfin je considère encore comme nécessaire l'étude des phénomènes produits par des doses du poison insuffisantes pour amener la mort.

En résumé, cette étude analytique du concret conduit à voir l'action

[1] *Journal des Savants*, 1864, p. 100 et suivantes. — [2] Mémoires du Muséum, t. X, p. 439, *Considérations sur l'analyse organique*, p. 42.

du poison sur les divers organes de l'animal, le cerveau, le cœur, les muscles et sur les divers liquides.

(B) Au point de vue abstrait.

Cette étude peut être extrêmement variée à cause de la diversité des résultats auxquels elle est susceptible de conduire. — Donnons quelques exemples :

PREMIER EXEMPLE.

Un même corps (espèce chimique) agit sur des individus différant par le sexe, l'âge, la taille ;
    D'une même race ;
    D'une même espèce ;
    D'espèces différentes.

DEUXIÈME EXEMPLE.

Différents corps (espèces chimiques) agissent sur des individus semblables appartenant à une même race ;
    A une même espèce ;
    A des espèces différentes.

Cette étude, tout à fait synthétique, des actions exercées par des espèces chimiques sur les divers organes des animaux vivants, constitue une branche nouvelle de la physiologie comparée, dont l'objet est l'examen des résultats envisagés relativement aux rapports d'analogie ou de différences précises, soit entre un même corps actif (espèce chimique) et des individus différents d'une même espèce animale, ou des individus de diverses espèces, soit entre différents corps actifs (espèces chimiques) et des individus semblables d'une même espèce animale.

Ne sera-t-il pas curieux de suivre les manières d'agir de diverses espèces chimiques sur le même organe d'une série d'animaux choisis, en opérant dans des conditions aussi semblables que possible ?

Je conçois des recherches du plus haut intérêt, dès qu'on aura réuni un certain nombre d'expériences précises faites au double point de vue du concret et de l'abstrait sur des espèces chimiques douées de *propriétés organoleptiques* plus ou moins énergiques. Ces recherches me sont inspirées par l'analogie incontestable que j'admets entre le mode d'étude de ces mêmes propriétés et celui de l'étude des propriétés chimiques ;

6.

et j'insiste d'autant plus sur leur importance, qu'elles recevront un jour d'incontestables applications en médecine.

Parmi les recherches physiologiques dont je souhaite le plus vivement l'exécution dans une direction conforme à l'excellent esprit qui a guidé M. Claude Bernard dans ses expériences sur les alcaloïdes de l'opium, je signalerai surtout l'étude de deux ou plusieurs espèces chimiques douées de propriétés organoleptiques déjà connues, qu'on introduira simultanément dans un même animal, avec l'intention de savoir s'il y aura exaltation des propriétés connues de ces mêmes espèces, ou affaiblissement, ou disparition des effets qui se seraient manifestés dans le cas où les espèces chimiques auraient été administrées isolément au lieu de l'avoir été simultanément. L'étude que j'appelle de mes vœux a donc cette analogie avec celle des propriétés chimiques, qu'elle suscitera à l'esprit de l'expérimentateur physiologiste des idées de réactions aussi utiles à la science pure qu'elles pourront l'être à la médecine.

Et déjà je puis entrer dans quelque développement à ce sujet en faisant retour sur ce dont j'ai entretenu l'Académie à diverses époques, mais toujours en passant, c'est de la *neutralité chimique*, ou *neutralisation* envisagée au point de vue le plus général. Sans prétendre donner de cette expression une définition rationnelle qui la distinguerait de l'expression *destruction*, il convient absolument d'indiquer le sens que j'attribue à l'une et à l'autre.

Deux corps ont des propriétés caractéristiques qui les distinguent, par exemple, l'acide sulfurique rougit la couleur des violettes, tandis que la potasse la verdit. Unissez-les en proportion convenable, et le composé n'aura plus d'action pour changer cette couleur : je dis avec tous les chimistes que ces corps se *neutralisent* mutuellement par la combinaison, et j'ajoute, ce qu'ils ne disent pas, que la *neutralisation* signifie que *l'acide et la potasse ont plus d'affinité mutuelle que la couleur des violettes n'en a pour l'un ou pour l'autre, ou, ce qui revient au même, qu'ils n'en ont pour elle* [1].

Mêlez un volume de gaz sulfureux avec deux volumes de gaz sulfhydrique, humides, et bientôt le soufre sera séparé des deux gaz, tandis que l'oxygène du premier aura produit de l'eau avec l'hydrogène du second. C'est l'exemple d'une réaction chimique où il y a *destruction*, parce qu'on ne retrouve après l'action ni acide sulfurique ni acide sulfhydrique.

---

[1] Évidemment cette définition n'a pas pour conséquence que la couleur des violettes n'a nulle affinité pour le sulfate de potasse neutre.

Enfin, je citerai la réaction de trois volumes de chlore et de huit volumes de gaz ammoniaque, où il y a à la fois *destruction* de deux volumes de gaz ammoniaque, et neutralisation de six volumes du même
gaz par les six volumes de l'acide chlorhydrique provenant des trois
volumes du chlore, et des trois volumes d'hydrogène appartenant aux
deux volumes d'ammoniaque décomposés.

Les faits cités à l'appui de ces définitions ne peuvent laisser aucun
doute sur la possibilité que des recherches entreprises dans la direction
dont je parle ne conduisent à découvrir des corps doués de la faculté
de *neutraliser*, sinon de *détruire* la composition d'autres corps qui, introduits du dehors dans un être vivant, troublent ses fonctions et peuvent même le priver de la vie. De pareilles recherches rentrent tout à
fait dans celle des contre-poisons, à laquelle l'histoire raconte que se
livrait le roi Mithridate.

En parlant de la neutralité, j'ai cité comme exemple l'acide sulfurique et la potasse, dont l'union, en une certaine proportion, donne
un composé neutre, c'est-à-dire qui n'est ni acide ni alcalin, aux réactifs colorés en usage pour reconnaître l'acidité et l'alcalinité par un
changement de couleur. D'après cela, on peut comprendre la prescription d'une base alcaline, comme la magnésie, dans le cas d'un empoisonnement par un acide, et réciproquement celle d'un acide pour
neutraliser une base caustique. Cependant ce serait une grande erreur
de croire que la neutralisation chimique, limitée à l'action mutuelle
neutralisante d'un acide et d'un alcali, entraîne nécessairement comme
conséquence la *neutralité organoleptique*.

Il suffit, pour se convaincre du contraire, de se rappeler des faits que
j'ai cités plusieurs fois.

L'acide picrique, d'une saveur excessivement amère, comme son
nom l'indique, possède une forte affinité pour la potasse, avec laquelle
il forme un sel, le picrate de potasse, qui n'a aucune réaction acide
sur les réactifs colorés; cependant la saveur en est très-amère; cette
propriété organoleptique n'est donc pas neutralisée comme l'est l'acidité.

Tous, ou presque tous les alcaloïdes doués de propriétés organoleptiques parfaitement déterminées, les conservant dans les combinaisons
salines qu'ils forment avec les acides, se comportent donc, à l'égard de
ceux-ci, comme le fait l'acide picrique à l'égard de la potasse.

Il faut conclure de ce que je viens de dire relativement à l'étude des
propriétés organoleptiques telle que je la conçois, et telle que j'en
conçois l'application :

1° Qu'il existe des moyens chimiques de *neutraliser* des propriétés

actives, comme l'est la causticité de l'acide sulfurique et de la potasse,
puisqu'il suffit de les combiner ensemble en une certaine proportion;

2° Qu'il existe des moyens chimiques de *détruire* des propriétés délétères, comme celles de l'acide sulfureux et de l'acide sulfhydrique;
puisqu'il suffit de mêler un volume du premier avec deux volumes du
second; et je dis *détruire*, parce que ni l'eau ni le soufre, résultats de
l'action mutuelle des corps mélangés, ne sont délétères;

3° Que la propriété de *neutraliser* doit toujours être considérée d'une
manière relative aux corps et à certaines de leurs propriétés en particulier, et non *d'une manière absolue*, ainsi qu'on l'a fait trop souvent :
car, si certaines propriétés, comme la causticité, ou certaines actions
sur un principe colorant, sont neutralisées par le fait d'une combinaison mutuelle de deux corps doués de ces propriétés, des propriétés
autres que celles-là ne le sont pas.

EXEMPLES.

La potasse neutralise la causticité et la saveur acide de l'acide sulfurique; elle neutralise pareillement l'acidité de l'acide picrique, mais sans
en neutraliser l'amertume. Elle neutralise l'acidité des acides arsenieux
et arsénique sans en neutraliser la propriété toxique. Enfin le plus grand
nombre des acides non toxiques neutralisent l'alcalinité des alcaloïdes
organiques sans en neutraliser les propriétés organoleptiques respectives.

La conséquence définitive est donc la possibilité de *neutraliser*, sinon
de *détruire* des *propriétés organoleptiques* NUISIBLES comme celles des *poisons*, des *virus*, des *venins*, des *miasmes;* et, dans un sujet que j'envisage
de la manière la plus générale, je vais citer de nouveaux faits observés
ou réunis par le docteur Lemaire dans son ouvrage sur l'*acide phénique,* comme exemples de l'accord existant entre mes vues et des travaux empruntés à la médecine contemporaine.

L'acide phénique, découvert en 1834, est un corps parfaitement
caractérisé comme espèce, et dont l'étude physiologique et thérapeutique est pleine d'intérêt. Sous le rapport chimique, c'est un acide d'une
extrême faiblesse, aussi plusieurs auteurs lui ont-ils refusé l'acidité;
mais, sous les rapports physiologique et thérapeutique, il est doué d'une
activité organoleptique excessive, et, à ce point de vue, il témoigne
qu'un corps appartenant à la catégorie des corps neutres plutôt qu'à
celle des acides ou des bases ne se trouve pas par là même exclu de
la catégorie des corps capables d'exercer les actions les plus énergiques
sur les êtres vivants.

Quoique à peu près neutre chimiquement parlant, il agit sur la peau à l'instar d'un caustique énergique : il la rougit, la gonfle, et produit une escarre cornée qui se détache par *desquammation*.

Ni l'eau ni l'alcool n'affaiblissent l'action de l'acide phénique, si ce n'est en l'étendant plus ou moins, selon la proportion du dissolvant.

L'acide acétique semble, sinon en augmenter l'énergie, du moins l'accélérer par l'action qu'il exerce sur l'épiderme.

La glycérine en atténue excessivement l'action; est-ce en le retenant par une affinité élective, ou parce que la solution serait visqueuse?

Les huiles fixes paraissent agir encore plus efficacement que la glycérine pour amoindrir l'action de l'acide phénique.

Serait-ce parce que l'huile qui le tient en solution ne le céderait point aux liquides ou aux organes solides des animaux? Je l'ignore; mais il n'en est pas moins vrai que cinq parties d'acide phénique dissoutes dans cent d'huile n'empêchent pas la putréfaction de la viande, comme l'aurait fait l'acide phénique employé à l'état de pureté.

Serait-ce encore par la même cause que l'acide phénique, introduit dans l'estomac des chiens, donne lieu aux symptômes d'une action des plus violentes sans cependant causer la mort, tandis qu'il ne semble pas agir, si on l'a incorporé dans un aliment tenant une quantité notable de corps gras, comme le fromage d'Italie.

Quoi qu'il en soit, il importe peu, à proprement parler, à la thèse que je soutiens en faveur de l'heureuse influence de la chimie sur les progrès futurs de la science de guérir, quand elle prescrit comme remède des espèces chimiques, que la propriété toxique de l'acide phénique cède, soit à un acte de *neutralisation* résultant de l'union de l'acide avec la glycérine ou un corps gras, soit parce que l'acide, sans être précisément neutralisé dans sa propriété toxique, serait retenu par son dissolvant en vertu d'une simple affinité élective.

Il me reste à citer d'autres expériences du docteur Lemaire, où il semble bien y avoir des *neutralisations*.

Le venin du crapaud inoculé à un moineau l'a tué après une demi-heure.

On a inoculé le même venin à un second moineau, et on a appliqué ensuite deux gouttes d'acide phénique sur les piqûres, l'oiseau a survécu; seulement il a présenté des phénomènes d'ivresse, parce que la propriété organoleptique de l'acide n'avait point été neutralisée comme celle du venin.

Enfin, le venin du crapaud, mêlé à partie égale avec l'acide phénique, puis inoculé à un moineau, n'a pas donné la mort, et l'oiseau, après quelques signes d'impatience, était revenu à l'état normal.

L'acide phénique a neutralisé parfaitement les venins des abeilles, des guêpes et des frelons.

Enfin le vaccin pur, inoculé comparativement avec le même vaccin mêlé d'acide phénique, agit dans le premier cas, tandis qu'il n'agit pas dans le second. On peut donc dire qu'en ce cas il y a eu *neutralisation*, s'il n'y a pas eu *destruction*.

ARTICLE 5.

Espérance qu'on peut concevoir de l'étude des propriétés organoleptiques relativement au progrès de la thérapeutique.

Je ne puis trop insister sur l'influence que l'étude physiologique des propriétés organoleptiques appartenant à des espèces chimiques parfaitement définies est capable d'exercer sur les progrès de l'art de guérir; et, grâce à la distinction de la médecine en quatre parties, faite au commencement de cet écrit, il me sera permis de parler de ces progrès, sans tomber dans des lieux communs susceptibles sans doute de frapper les gens du monde par une forme piquante que l'esprit littéraire saurait leur donner, mais qui n'aurait absolument, au fond, rien de sérieux.

Je me borne, en ce moment, à parler de la troisième partie de la médecine qui concerne la prescription de remèdes matériels, et pour des cas où, l'harmonie des fonctions vitales ayant été troublée par une matière qui a passé de l'extérieur à l'intérieur du malade, on a prescrit un remède parfaitement défini par ses propriétés, comme l'est toute *espèce chimique pure* de matière étrangère; et j'ajoute que ce remède est introduit dans l'économie animale par une voie bien plus simple qu'il ne l'aurait été par le tube intestinal.

Si l'imagination exalte nos chagrins, lorsque, subissant son influence, l'avenir ne nous présente que les horizons les plus sombres, reconnaissons en même temps que souvent aussi nous lui sommes redevables d'un avenir qu'elle nous montre sous les plus riantes couleurs; et n'est-ce pas ainsi qu'elle cause une véritable jouissance à l'investigateur de la science quand, lui déroulant dans un temps plus ou moins prochain les conséquences des pensées qui l'occupent actuellement, elle lui donne une conviction comparable à une foi religieuse?

L'imagination ne me sourit-elle pas en cet instant même, où j'ai l'espoir que le médecin triomphera un jour de ces fléaux, menaçant la vie de l'homme sous les noms de *venins*, de *virus*, de *miasmes*, de *contagions*?

Toutes mes réflexions confirment mon opinion, et me font croire que
quelques amis de l'humanité, qui savent distinguer ce que la saine raison peut admettre. comme probable sans tomber dans le ridicule de
l'utopie, ne me sauront pas mauvais gré de soumettre à leur app1écia-
tion le motif de mon espérance, que je résume dans les termes suivants :

« Toute matière est soumise à l'affinité chimique; or cette affinité
« ne peut s'exercer sans modifier plus ou moins les propriétés de cette
« matière, y compris, bien entendu, les *propriétés organoleptiques* qu'elle
« peut avoir. »

« Dès lors, cette proposition incontestable a pour conséquence qu'à
« l'égard d'une matière qui, introduite du dehors dans un être vivant y
« porte le désordre en raison de ses propriétés organoleptiques, qu'elle
« se nomme *miasme, virus, venin, poison,* etc., il existe d'autres matières
« capables d'en modifier les propriétés, soit en neutralisant la propriété
« délétère, soit en détruisant même la composition de la matière qui la
« possède; et la conséquence de la proposition précitée serait encore
« applicable au cas où la matière cause de la maladie appartien-
« drait à des corps organisés appelés aujourd'hui *microphytes* et *micro-*
« *zoaires.* »

Telle est donc la proposition incontestable sur laquelle repose mon
espérance du triomphe de la médecine future!

ARTICLE 6.

Dernières considérations à l'appui de l'opinion de M. Chevreul, relatives à l'heureuse influence que l'intervention des sciences physico-chimiques peut avoir sur les progrès de la
médecine.

Avec une conviction moindre des progrès futurs qu'amènera une intime alliance de la médecine et de la science physico-chimique, et avec
un désir moins ardent de justifier près de mes lecteurs l'espoir que j'ai
fondé sur les heureux fruits de cette alliance, je n'ajouterais rien à ce
qu'ils viennent de lire, mais, en y réfléchissant, j'ai pensé que quelques
nouvelles considérations ne seraient point superflues à mes vues, par la
raison que, dans tout ce qui précède, en exposant des opinions person-
nelles résultant d'une appréciation de faits appartenant déjà à l'histoire,
je me suis abstenu de discuter toute opinion opposée à la mienne.

Cependant je n'ignore pas qu'il y a des gens, dans le corps médical
même, qui prétendent que la physique, la chimie et les sciences naturelles, n'ont jamais eu et ne peuvent avoir d'influence sur les progrès de

7

la médecine, parce que, disent-ils, la science de guérir ne tire ses lumières que de la simple observation, et que les œuvres d'Hippocrate sont encore à la hauteur des connaissances actuelles, opinion dont la conséquence, suivant eux, est de réduire la médecine au *simple empirisme*, et j'ai hâte de dire que j'interprète ce mot conformément à son étymologie et non d'après le sens défavorable qu'on lui donne quand on y joint l'épithète d'*aveugle*.

Bornant ma thèse à soutenir l'utilité des sciences physico-chimiques, je me garderai bien de parler de la nécessité, pour la médecine, de l'étude de l'anatomie et de la physiologie; car je croirais faire injure à mes lecteurs en insistant sur cette nécessité avec la prétention de leur démontrer combien sont vives les lumières que ces sciences, envisagées à l'état abstrait, sous la qualification d'anatomie et de physiologie comparées, portent dans la connaissance approfondie de la structure et des fonctions des organes du corps de l'homme, puisque, s'il existe une pathologie générale, une pathologie vraiment philosophique, comme je le pense, c'est la PATHOLOGIE COMPARÉE, dans laquelle sont comprises la médecine de l'homme, et celle des animaux connue sous la dénomination d'*art vétérinaire*.

Les considérations que je crois devoir développer portent sur deux points généraux.

PREMIER POINT.

D'abord, sur la diversité de propositions précédemment énoncées et sur les connexions respectives de plusieurs d'entre elles, dont les relations auraient échappé au lecteur, parce que l'exigence des raisonnements à l'appui de ces propositions aurait eu l'inconvénient de trop éloigner les uns des autres les faits sur lesquels repose la thèse que je soutiens.

DEUXIÈME POINT.

En second lieu, sur des faits accomplis, connus de tous, et rappelés comme preuve incontestable de l'exactitude d'une opinion qui n'est que le développement et la généralisation future de ces mêmes faits, aujourd'hui accomplis et reconnus vrais.

En définitive, le *premier point* est un résumé, et le *second* une réponse brève à l'adresse de ceux qui ne partagent pas mon opinion sur les progrès futurs de la médecine.

La considération critique que j'émettrai d'abord repose sur l'erreur commise toutes les fois que, dans l'étude d'une matière concrète quelconque, le raisonnement n'a égard qu'à une ou quelques-unes de ses propriétés; et cependant, dans le cas relatif au raisonnement, la matière agit par des propriétés différentes de celles qu'on a prises en considération; d'où la faute de prendre la *partie pour le tout*, et cette erreur s'accroît encore, si on a donné une forme concrète à cette propriété ou à ces quelques propriétés, de manière à en faire un *être*, un *corps*, doué seulement des propriétés auxquelles on a eu égard.

L'erreur de *prendre la partie pour le tout* a été commise en médecine par Hippocrate, Galien, Paracelse et beaucoup d'autres. Ainsi la *médecine humorale* ne considérait guère que quatre humeurs : le *sang*, la *pituite*, la *bile jaune* et l'*atrabile;* et, quoique le médecin fût censé devoir en connaître les *qualités* ou *propriétés respectives*, l'état de la science ne le permettait pas, à une époque où il n'existait ni physique ni chimie; les noms des quatre humeurs ne pouvaient signifier rien de précis alors que des *humeurs diverses*, douées chacune de quelques qualités ou propriétés qu'on ne savait pas appartenir à des *espèces chimiques* plus ou moins nombreuses; car, à cette époque, l'existence de ces espèces, loin d'être connue, n'était pas même soupçonnée : la *médecine humorale* reposait donc sur la distinction d'*humeurs* ou de *liquides*, de nature très-complexe, d'une composition immédiate, variable et indéfinie, absolument inconnue. Dans cet état d'ignorance, il ne pouvait y avoir ni raisonnements justes, ni science médicale, ni principes incontestables, susceptibles d'être transmis par l'enseignement à l'étudiant.

L'inconnu de la nature complexe des quatre humeurs conduisit à de nouvelles erreurs, lorsqu'on voulut représenter les quatre humeurs par des associations binaires des quatre qualités que l'on considérait comme caractéristiques des quatre éléments : le *chaud*, le *froid*, l'*humide* et le *sec*.

N'y a-t-il pas quelque chose de vrai dans les critiques que Broussais a faites des systèmes de nosologie ou de nosographie? De simples symptômes de maladies n'ont-ils pas été présentés souvent, par les auteurs de ces systèmes, comme des êtres distincts des organes qui manifestaient ces symptômes? en d'autres termes, des *propriétés*, que je nomme des *abstractions*, n'ont-elles pas été considérées comme des choses concrètes, ayant si bien une existence propre, qu'on les a distribuées en *classes*, *ordres*, *genres*, *espèces* et *variétés*, à l'instar des plantes et des ani-

7.

maux? En agissant ainsi, n'est-on pas tombé dans la faute de *réaliser des abstractions au point de vue de l'erreur*[1]?

Voilà une considération concernant le principe de critique, qui, une des conséquences générales de ma manière d'envisager les sciences dans leur développement, m'a constamment guidé dans cet écrit.

Je passe maintenant à la considération de l'enchaînement des propositions émises sur les modes divers dont la chimie est intervenue dans la médecine; on peut compter trois de ces modes, ou plutôt trois âges, correspondant assez bien à l'ordre chronologique.

Le mode le plus ancien, ou le premier âge, est l'intervention de la chimie pour la simple préparation des remèdes; si, indubitablement, cette intervention, plutôt pharmaceutique que médicale, remonte à des temps fort reculés, on peut dire avec raison qu'elle acquit un grand développement chez les Arabes, et que ce développement, dans quelques auteurs, atteignant à l'idée alchimique de la transmutation, préparait les esprits à recevoir une intervention de la chimie dans la thérapeutique pratique et théorique.

C'est à Paracelse qu'on rattache généralement ce second âge de l'intervention de la chimie dans la médecine, parce qu'en effet elle est plus intime, plus générale et plus profonde, quant aux idées, qu'elle ne l'avait jamais été avant lui. Il n'est donc pas étonnant que Paracelse ait été considéré par ses contemporains et par ses successeurs comme le fondateur de la *médecine chimique*.

Quelque juste que soit la critique de ses théories, il professait deux idées vraies : la première, l'intervention de la science des actions moléculaires, qu'il considérait comme une nécessité des progrès de la médecine; et la seconde, la prescription des remèdes spécifiques. Mais il se trompa en envisageant les substances complexes de la matière médicale comme formées, 1° d'une *quintessence spécifique, active, incorruptible*, et 2° d'un *corps grossier, inerte, corruptible*, réductible en *flegme* et en *caput mortuum;* auquel *corps grossier* il trouvait deux inconvénients bien graves : l'un d'empêcher la quintessence de pénétrer dans toutes les parties du corps du malade, et l'autre de favoriser l'action anomale que pouvaient avoir les ferments de l'économie animale en les exaltant jusqu'à changer ces ferments en poisons. Enfin, une grande erreur de Paracelse fut encore de croire que la quintessence étant raréfiée et volatile, il fallait recourir à la chaleur pour la séparer de la partie grossière, représentée par le *flegme* et le *caput mortuum*.

[1] *Journal des Savants,* année 1864, page 239.

Le troisième âge de l'intervention de la chimie dans la médecine commence à l'époque où l'analyse immédiate des produits de l'organisation fut assez avancée pour permettre au chimiste de donner des aperçus vrais de la composition de ces produits, en définissant exactement les *espèces chimiques*, les véritables *principes immédiats* qui les constituent; car alors seulement il fut possible de réduire les parties actives des substances complexes de la matière médicale en *espèces chimiques* dont le physiologiste pût étudier avec précision et assurance les propriétés organoleptiques. A cette époque, l'intervention de la chimie dans la science de la vie en général et dans la médecine en particulier, loin de continuer à se faire arbitrairement, fut conforme à une méthode prescrivant des conditions précises à observer pour éviter l'erreur, en donnant la certitude ou le degré de probabilité des résultats obtenus de l'expérience.

La certitude de bien connaître une ou plusieurs propriétés organoleptiques d'une *espèce chimique*, une fois acquise par l'expérience physiologique, il devint possible d'acquérir une connaissance plus approfondie des propriétés organoleptiques en étudiant l'espèce qui les possède. comme je l'ai proposé, simultanément avec d'autres espèces; et cela, en suivant la marche d'après laquelle on étudie les propriétés exclusivement chimiques des corps en général, c'est à savoir les modifications que l'action organoleptique d'une espèce peut recevoir d'une autre espèce agissant simultanément avec la première, modifications qui peuvent être une neutralisation ou une augmentation d'intensité d'action; enfin le mode d'expérimenter conduisant encore à constater le cas où il n'y aurait pas eu de modification appréciable.

Au troisième âge de l'intervention de la chimie dans la médecine, le chimiste, en séparant les principes immédiats doués de propriétés organoleptiques qui les font prescrire par le médecin comme remèdes spécifiques, rappelle l'idée de Paracelse réduisant les substances complexes organiques de la matière médicale en *quintessences spécifiques*, mais il évite l'erreur commise par le médecin suisse qui, professant l'opinion erronée que la quintessence est volatile, pensait, en définitive, qu'il fallait recourir à la distillation pour l'obtenir.

DEUXIÈME POINT.

Si la médecine a beaucoup gagné depuis Hippocrate, ce n'est pas seulement par la simple observation limitée au lit du malade : pour démontrer qu'il existe d'autres causes de progrès, il serait superflu, sans doute, de passer en revue tous les faits dépendant de ces causes ; cependant j'en rappellerai quelques-uns.

Tout le monde connaît l'action spécifique des préparations mercurielles dans les affections syphilitiques, l'action du quinquina et surtout l'action des sels de quinine dans les fièvres intermittentes. — Eh bien, je demande si l'observation seule du médecin le plus savant et le plus habile eût pu conduire à la découverte de ces agents thérapeutiques ? Pour les connaître, n'a-t-il pas fallu, outre l'observation, savoir la préparation chimique des sels de mercure et de ses chlorures.

Le sauvage américain a découvert, sans doute, l'action bienfaisante de l'écorce du quinquina, mais n'est-ce pas l'analyse chimique, parvenue déjà à un degré élevé de perfection, qui a donné les sels de quinine à la thérapeutique ?

Est-ce à l'observation médicale seule que nous sommes redevables de l'usage des anesthésiques en médecine, de l'éther, du chloroforme ?

Et, en bornant mes citations à ces trois exemples, je demande quel serait le médecin qui, aujourd'hui, oserait déclarer publiquement que jamais, dans la pratique, il ne prescrirait, ni préparation mercurielle, ni sels de quinine, ni anesthésique ?

Or je ne veux pas d'autre conclusion que celle-là à l'appui de mon opinion.

Ces exemples suffisent pour justifier la pensée qui m'a dicté cet écrit ; appréhendant pourtant que quelques-uns de mes lecteurs ne crussent, de ma part, à une exagération de l'idée que j'ai de l'heureuse influence de la chimie sur la médecine, exagération qui m'empêcherait, penseraient-ils, d'apprécier les services dont celle-ci est redevable à des sciences autres que la chimie, je vais exposer encore, mais brièvement, quelques idées sur les connexions de ces sciences avec la médecine.

Suivant l'expression la plus rigoureuse à mon sens, la médecine n'a pas un caractère scientifique qui lui soit essentiel exclusivement à toute autre science. Sous ce rapport, elle est analogue à l'agriculture et même à la minéralogie : sans doute, l'anatomie pathologique est une branche de l'anatomie, comme la pathologie l'est de la physiologie, quand on envisage ces connaissances au point de vue du raisonnement le plus général. Mais est-ce la vérité de ce qui est ? Je ne le pense pas. En considérant la délimitation des sciences, non comme le raisonnement pur a tenté de les classer à diverses époques, mais en considérant l'esprit humain, trop faible pour qu'un individu saisisse tout l'ensemble des faits qui constituent une science à une époque quelconque de sa culture, on aperçoit très-bien la nécessité où il s'est trouvé de distribuer les connaissances humaines en diverses sciences, de circonscrire les domaines de chacune d'elles, et de les définir, conséquemment à cette faiblesse même, tout autrement qu'il ne l'eût fait, s'il eût eu la connaissance parfaite de ces mêmes sciences.

Effectivement, la différence est grande entre des définitions données par les mathématiques pures et celles qui le sont par les sciences progressives physiques, chimiques et naturelles : les premières, satisfaisant complétement au sens de la raison pure, ont un caractère de rigueur incontestable, tandis que les secondes, relatives à l'état des connaissances du temps où on les énonce, sont sujettes à éprouver ultérieurement des modifications plus ou moins profondes.

La médecine, l'agriculture et la minéralogie, sont des sciences appliquées, parce qu'elles empruntent aux sciences pures les connaissances dont elles ont besoin pour atteindre le but que chacune se propose.

Les sciences appliquées diffèrent des sciences pures en ce qu'elles n'ont pas, comme chacune de celles-ci, un *élément qui n'appartient à aucune autre*. Par exemple, la minéralogie se compose de connaissances empruntées aux mathématiques et surtout à la géométrie, à la physique, à la chimie et à la géologie. Elle n'a donc pas un élément qui la caractérise exclusivement comme science pure.

L'agriculture emprunte tous ses éléments aux sciences pures, afin d'atteindre un but étranger à la science proprement dite, à savoir : un *maximum* de la production agricole avec un *minimum* de dépenses. La médecine, dont le but est de guérir les maladies et les infirmités de l'homme, emprunte pareillement tous ses éléments aux sciences pures.

Mais cette dernière proposition nécessite une explication pour qu'on ne m'accuse pas d'erreur ou d'être en contradiction avec moi-même.

Si je crois incontestable que la physiologie pure, *au point de vue le plus élevé*, au point de vue de grande abstraction, comprend la pathologie, comme l'anatomie pure comprend l'anatomie pathologique, je ne puis méconnaître que le *fait est autre chose*.

Le physiologiste pur ne s'occupe pas de pathologie, ou presque pas : celle-ci est donc exclusivement, ou presque exclusivement, du domaine de la médecine. Il en est à peu près de même de l'anatomie pathologique. Tel est le résultat positif de la faiblesse des facultés de l'homme, dont la division du travail intellectuel, aussi bien que la division du travail manuel, est la conséquence naturelle.

Ainsi, en réalité, la médecine s'occupe d'une manière scientifique des maladies dont ne s'occupent pas, ou presque pas, le physiologiste et l'anatomiste purs : le médecin commence ses études par l'anatomie et la physiologie, et, plus tard, il prend part à leurs progrès par les observations que lui fournit la pathologie, et en réalité encore, à l'instar de la médecine, l'agriculture et l'horticulture ont apporté et apportent aux sciences pures, relatives à l'histoire des êtres vivants, un grand nombre de faits d'une haute importance pour la connaissance de l'espèce, des sous-espèces, des races et des variétés.

La science appliquée est donc une source féconde de connaissances utiles, véritablement complémentaires de la science pure. Cette vérité, trop souvent méconnue, ne peut être proclamée ni trop haut ni trop souvent par ceux qui veulent montrer les connexions des connaissances humaines où elles sont, et non pas les faire résider dans des rapports placés en dehors de l'expression exacte des faits connus et nettement définis. Les vérités que je rappelle sont, je le répète, des faits résultant de la faiblesse de l'esprit de l'homme, qui ne permet pas à l'ensemble des anatomistes et des physiologistes purs d'être, en même temps, un ensemble d'habiles chirurgiens et de grands médecins.

Mais, tout en admettant l'exactitude de ces faits, n'en persistons pas moins à reconnaître que les éléments des sciences appliquées sortent tous de la science pure, et que celle-ci renferme tous les germes que les sciences appliquées sont capables de développer. Ainsi il est incontestable que la chirurgie moderne a puisé dans la science pure cette belle branche qu'on appelle aujourd'hui *la chirurgie plastique*, comprenant les greffes animales, la rhinoplastie, etc.

Disons encore, en faveur des sciences appliquées, le grand avantage qu'elles ont de servir de contrôle à des théories, ou plutôt à des hypothèses, trop légèrement données pour des vérités par des savants exclusivement livrés à la culture de la science pure, et qui n'apprécient pas la valeur de la science appliquée, faute de s'être rendu compte de la distribution des connaissances humaines et de la manière dont procède l'esprit dans la recherche de l'inconnu, ou bien encore à cause d'une prévention qu'ils peuvent avoir contre des sciences auxquelles manque le degré de certitude que présentent les sciences mathématiques.

J'ai parlé dans cet écrit des progrès que la médecine est en droit d'attendre de la chimie, eu égard à l'action que des corps parfaitement définis par elle exercent sur des organes définis par le physiologiste. La limite de mon sujet est celle de mes études. Il ne faudrait donc pas en conclure que je n'espère rien de l'application à la médecine des sciences autres que la chimie. Loin de là, je conçois de leur intervention les plus heureux progrès d'après ceux que nous avons déjà vus s'accomplir de nos jours.

En effet, la mécanique, l'acoustique, l'optique et l'électricité, ont donné à la médecine et à la chirurgie trop d'instruments utiles pour ne pas en espérer de nouveaux progrès, et nul doute que l'électricité dynamique, en recourant aux appareils si perfectionnés qu'elle a créés, donnera à la médecine le moyen de tirer de l'action thérapeutique des effets incontestables.

Enfin, en terminant cet écrit, je répondrai à un reproche fait à la médecine, que je n'ai jamais bien compris, lorsqu'on a conclu son impuissance de ce qu'elle ne guérit pas indistinctement tous les malades qui en réclament le secours. Cette conclusion, pour être juste, n'exigerait-elle pas préalablement la démonstration, *que tous les individus attaqués d'une même maladie sont dans des conditions identiques quant à leur constitution organique?* Or cette proposition n'est-elle pas en contradiction manifeste avec tous les faits connus de la fâcheuse influence dont les ascendants peuvent être capables sur la santé de leurs descendants, de fâcheuses prédispositions à la maladie provenant d'un mauvais régime alimentaire, d'excès quelconques, de mauvaises habitudes, enfin des circonstances du monde extérieur?

L'opinion que je combats est, à mon sens, plus mal fondée encore que ne l'est le reproche d'inhabileté adressé à un horloger, parce qu'il n'est pas parvenu à rendre parfaite une mauvaise montre dont on lui avait confié la réparation !